Gerhard Leibold · Prostata

Gerhard Leibold

Prostata

Beschwerden vorbeugen, Leiden erkennen, behandeln und heilen mit Naturheilkunde – Chancen und Risiken operativer Behandlung

Jopp
Oesch

5., durchgesehene Auflage 2005

Umschlagbild: © by B.S.I.P.-Incolor, Zürich
Druck- und Bindung: Legoprint S.p.A., Lavis (TN)
Printed in Italy

ISBN 3-0350-5067-8

Gern senden wir Ihnen unser Verlagsverzeichnis:
Oesch Verlag, Jungholzstraße 28, CH-8050 Zürich
E-Mail: info@oeschverlag.ch
Telefax 0041/44 305 70 66 (CH: 044 305 70 66)

Unser Buchprogramm finden Sie im Internet unter:
www.joppverlag.ch
www.oeschverlag.ch

Inhaltsverzeichnis

Vorwort

Erkrankungen der Vorsteherdrüse gehören zu den häufigsten »Männerkrankheiten« jenseits der Lebensmitte. Obwohl kein Mann im kritischen Alter sicher sein kann, daß er nicht davon betroffen wird, kümmern sich viele kaum um die Vorbeugung und Frühdiagnose. Erst wenn die zunehmenden Beschwerden dazu zwingen, wird der Arzt aufgesucht. Dann kann es für eine erfolgreiche Therapie aber bereits zu spät sein. In fortgeschrittenen Fällen lassen sich oft nur noch die Symptome lindern, chirurgische Behandlung ist meist unvermeidlich, wenn bei einem Karzinom überhaupt noch operiert werden kann.

Diese Gleichgültigkeit trotz der bekannten Risiken wurzelt meist in der verdrängten Angst vor dem beginnenden Altem, das mit einer Prostataerkrankung gleichgesetzt wird. Davor versuchen viele Männer, so lange wie möglich die Augen zu verschließen, weil sie mit dem Altwerden negative Vorstellungen verbinden. Hinzu kommt häufig die Erwartung, daß eine Prostataerkrankung die Potenz vermindert oder gar zur Impotenz führt. Das kann zwar aufgrund der organischen Krankheit eintreten, häufig erklären sich die Potenzstörungen jedoch vorwiegend aus den negativen Vorstellungen.

Dieses Buch will der verhängnisvollen Verdrängung durch sachliche Informationen entgegentreten. »Männerkrankheiten« der Prostata sind nun auch der Preis für die höhere Lebenserwartung, damit müssen wir uns abfinden. Aber sie stellen sich längst nicht bei jedem Mann ein. Vorbeugung erscheint nach heutigem Wissen innerhalb bestimmter Grenzen möglich, zumindest kann man aber durch frühzeitige Behandlung den Krankheitsverlauf verzögern und vielen Komplikationen vorbeugen. Vor allem die moderne Naturheilkunde bietet dazu einige Möglichkeiten, die wir ausführlich vorstellen werden.

Keinesfalls darf dieses Buch die fachliche Hilfe ersetzen. Wenn die hier beschriebenen Warnzeichen den Verdacht auf eine Erkrankung der Prostata nahelegen, muß immer der Arzt zugezogen werden, damit die Art der Krankheit genau diagnostiziert und die gezielte Behandlung eingeleitet wird. Die Selbsthilfemethoden, die in diesem Buch enthalten sind, unterstützen diese Therapie wirksam. Im Vordergrund unseres Ratgebers für alle Männer ab 40 stehen jedoch die vorbeugenden Maßnahmen, die bei rechtzeitiger Anwendung eine Prostataerkrankung verhindern oder verzögern können.

Neu aufgenommen in diese völlig überarbeitete Auflage wurden Kapitel über Hilfen bei Harninkontinenz, PSA-Analyse, Krebsvorsorge durch Ernährung und Ultraschall zur schonenden Krebstherapie sowie neueste Erkenntnisse über Vitamin E, Selen, Omega-Fettsäuren, die Wirkungsweise der Sägezahnpalme, das Enzym COX-2, neue, wesentlich schonendere Operationsverfahren beim Prostataadenom und Verminderung des Krebsrisikos durch regelmäßige Selbstbefriedigung.

Die Vorsteherdrüse des Mannes

Aufbau und Funktionen im Urogenitalsystem

Die Prostata sollte nicht als isoliertes Organ betrachtet werden. Ihre Funktionen und die Folgen ihrer Krankheiten versteht man erst, wenn man sie als Teil des männlichen Harn- und Geschlechtsapparats auffaßt. Deshalb wollen wir einleitend dieses Urogenitalsystem kurz beschreiben.

Nicht als isoliertes Organ betrachten

Anatomie und Aufgaben des Ausscheidungssystems

Das Ausscheidungssystem hat die Aufgabe, überschüssiges Wasser und schädliche Abfallstoffe aus dem Blut zu filtern und mit dem Urin aus dem Körper zu entfernen. Es besteht aus Nieren, Harnleitern, Harnblase und Harnröhre. Die kappenförmig den Nieren aufsitzenden Nebennieren, die ungefähr 30 lebenswichtige Hormone (wie Glukokortikoide und Adrenalin) produzieren, gehören nicht dazu, sondern zu den Drüsen.

Aufgaben des Ausscheidungssystems

Nieren und Nierenbecken

Die zwei bohnenförmigen, 10–12 cm langen und 120–180 g schweren *Nieren* sitzen zu beiden Seiten der Wirbelsäule hinter der Bauchhöhle oberhalb der Hüften. Sie sind von einer derben Kapsel umgeben und in

Nieren

Fett eingebettet. Die rechte Niere grenzt oben an die Leber und ist wegen deren Ausdehnung im allgemeinen etwas kleiner als die linke, die sich unter der Milz befindet. An der Eindellung der Nieren, die zur Körpermitte hin liegt, treten Blutgefäße und Nerven ein und aus; hier befindet sich auch das *Nierenbecken,* das in den Harnleiter übergeht.

Nierenrinde

Im Querschnitt erkennt man an den Nieren die *Rinde,* die mit breiten Fortsätzen ins Innere des Organs vordringt und das Nierenmark in 7–9 Nierenpyramiden unterteilt. In der Nierenrinde befinden sich ungefähr 1 Million *Nierenkörperchen* und die gewundenen Abschnitte der *Nierenkanälchen,* im Nierenmark die geraden Abschnitte der Kanälchen, die in die *Nierenkelche* übergehen. Diese Kelche sammeln sich schließlich im Nierenbecken.

1 Million Nierenkörperchen

Nierenkelche sammeln sich im Nierenbecken

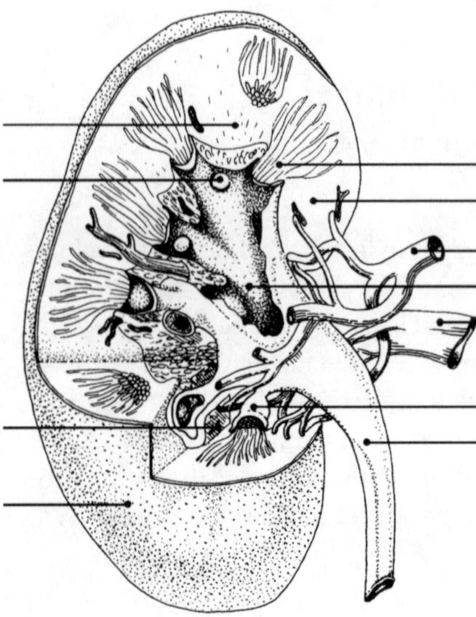

Aufbau einer Niere

Pro Minute wird etwa 1 l Blut gefiltert

In 1 Minute gelangt ungefähr 1 Liter Blut durch zahlreiche kleine Blutgefäße zu den Nierenkörperchen, wo es gefiltert wird. Dabei treten ausscheidungspflichtige Stoffe und überschüssiges Wasser durch die Gefäßwände in die Kapseln der Nierenkörperchen.

Primärharn

Pro Minute entstehen etwa 120 ml *Vor-(Primär-) harn.* Auf seinem Weg durch die Nierenkanälchen werden ungefähr 99 % des Wassers, der Nährstoffe und Mineralsalze aus dem Primärharn zurückgewonnen und gelangen über kleine Blutgefäße wieder in den Blutkreislauf. Der restliche, konzentrierte Harn (täglich etwa 1,2–2 l) wird zur Ausscheidung ins Nierenbecken weitergeleitet. Das gereinigte, entwässerte Blut gelangt über die Nierenvene wieder in den Körperkreislauf.

1,2–2 l Harn täglich

Der Harn gesunder Menschen ist klar und gelblich. Neben Wasser enthält er hauptsächlich Harnsäure und Harnstoff, die als Endprodukte vornehmlich aus dem Eiweißstoffwechsel stammen, außerdem noch andere Schlacken und Salze.

Der Harn gesunder Menschen ist klar und gelblich

Harnleiter zur Blase

Harnleiter

Das Nierenbecken geht in den *Harnleiter* über, der hinab zur Blase zieht. Er ist ungefähr 25–30 cm lang und hat einen Durchmesser von 4–7 mm. Seine mit Schleimhaut ausgekleidete Wand besteht aus Muskeln, die den Harn durch Zusammenziehen nach unten pressen.

Nierensteine

Im Verlauf des Harnleiters befinden sich 3 Engstellen. Hier bleiben oft Nierensteine hängen, die aus den Nieren ausgetrieben wurden. Das krampfhafte Anrennen der Harnleitermuskeln gegen die Hindernisse verursacht die heftigen Kolikschmerzen.

Harnblase und Harnröhre

Harnblase

Die Harnblase liegt im kleinen Becken, bei maximaler Füllung kann sie sich bis zum Nabel ausdehnen. Sie besteht aus glatter, willkürlich nicht zu beeinflussender

Muskulatur, die innen mit Schleimhaut ausgekleidet ist. Hinten münden die beiden Harnleiter in die Blase; ihre Einmündungen wirken ähnlich wie Ventile, verhindern also normalerweise den Rückstau von Harn in die Nieren. Nach vorne geht die *Harnröhre* von der Blase ab.

Harnröhre

Aufgabe der Harnblase

Die Aufgabe der Harnblase besteht darin, den über die Harnleiter zugeführten Urin zu sammeln und in größeren Abständen über die Harnröhre zu entleeren. Im allgemeinen nimmt sie etwa 0,4 l Harn auf; dann registrieren spezielle Rezeptoren die Dehnung der Blasenwand, was als *Harndrang* bewußt wird. Über das Nervensystem werden gleichzeitig die beiden Schließmuskeln der Blase erweitert, so daß der Urin entleert werden kann.

Harndrang

Es kommt normalerweise nicht zum unkontrollierten Harnabgang, weil der äußere Schließmuskel will-

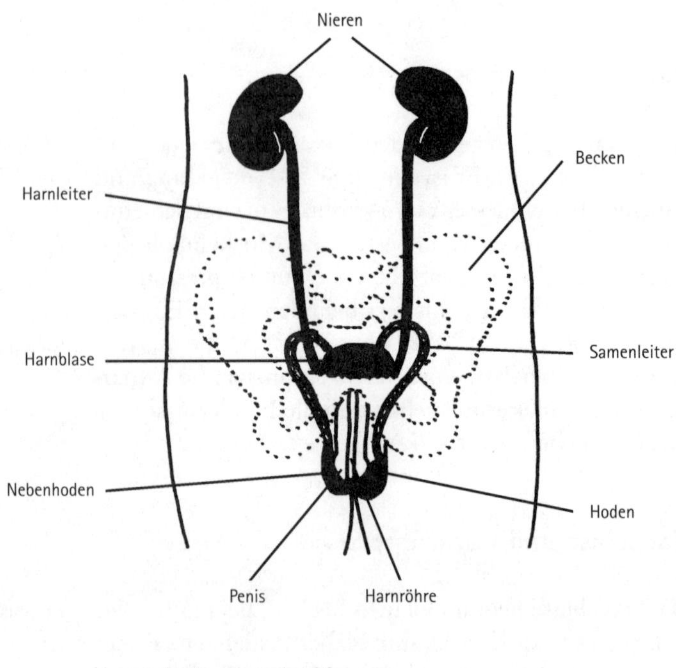

Urogenitalsystem des Mannes

kürlich verschlossen gehalten werden kann, wenn keine Gelegenheit zum Harnlassen besteht. Maximal faßt die Blase ungefähr 1 l Urin.

Maximal 1 l Urin in der Harnblase

Der vordere untere Teil der Harnblase *(Blasenmund)* geht in die *Harnröhre* über. Sie ist bei Männern 20–25 cm, bei Frauen nur 2,5–4 cm lang (deshalb leiden Frauen häufiger an einer Blasenentzündung). Bei der Harnentleerung erweitert sie sich auf 8 mm Durchmesser. Durch die Harnröhre, die innen mit Schleimhaut ausgekleidet ist, gelangt der Urin nach außen.

Harnröhre

Die männlichen Geschlechtsorgane

Da die Geschlechtsorgane in enger räumlicher Beziehung zu den Ausscheidungsorganen stehen, werden sie mit diesen zum Urogenitalsystem zusammengefaßt. Beim Mann unterscheidet man Hoden, Nebenhoden, Samenwege, Prostata und Penis. Diese Organe dienen der Fortpflanzung.

Urogenitalsystem

Hoden und Nebenhoden

Keimdrüsen des Mannes sind die beiden etwa pflaumengroßen, ovalen, seitlich abgeflachten *Hoden,* die ungefähr 30 g wiegen. Sie befinden sich in einer Hauttasche, die man als *Hodensack* bezeichnet, und sind von einer schützenden derben Bindegewebshülle umgeben.

Hoden

Hodensack

Jeder Hoden besteht aus über 200 einzelnen Läppchen, die durch dünne Scheidewände voneinander getrennt sind. In jedem dieser Läppchen befinden sich 2–3 gewundene Kanälchen; darin werden aus den Ursamenzellen die *Spermien* gebildet.

Aufbau der Hoden

Spermien

Der Samen gelangt durch feine Gänge in den Nebenhoden, der oben und hinten am Hoden ange-

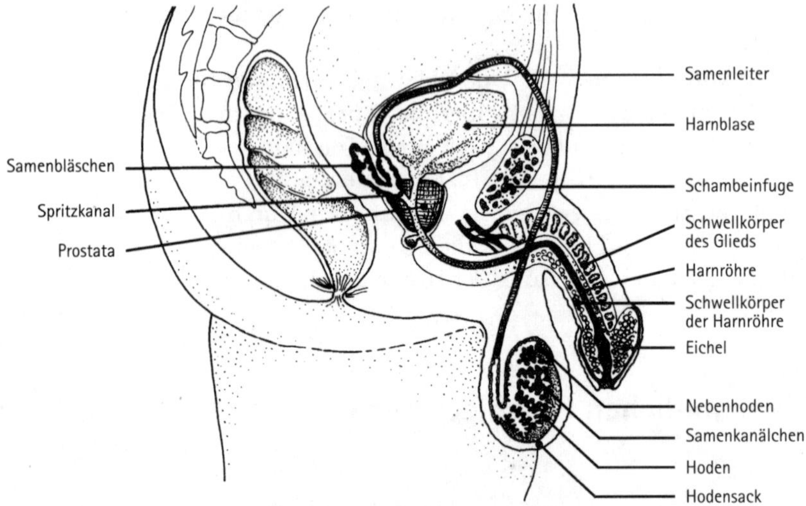

Die männlichen Geschlechtsorgane

Samenerguß

wachsen ist. Er besteht aus zahlreichen gewundenen Samenkanälchen, in denen die Spermien reifen. Im Nebenhodenschweif wird das Sperma dann gespeichert. Kommt es zum Samenerguß, pressen die Muskeln des Nebenhodens einen Teil des gesammelten Samens aus dem Nebenhodenschweif in den Samenleiter.

Ableitende Samenwege

Nebenhodengang geht in den Samenleiter über

Die gewundenen Kanälchen des Nebenhodens vereinigen sich zum *Nebenhodengang,* der in den etwa 50 cm langen *Samenleiter* übergeht. Er zieht innen im Samenstrang zum Leistenkanal hinauf und dann hinter der Harnblase weiter zur Prostata. Hinten mündet er in die Vorsteherdrüse ein. Hier wird der Samen dann mit deren Sekret vermischt und beim Samenerguß ausgespritzt.

Seitlich neben dem Samenstrang – zwischen Enddarm und Harnblasengrund – befindet sich zu beiden Seiten ein stark gewundener Schlauch, den man als *Samenbläschen* bezeichnet. Er ist 4–5 cm lang und hat einen Durchmesser von etwa 1 cm. Darin wird der Samen gespeichert und mit dem Sekret aus den Samenbläschen vermischt, ehe er wieder in den Samenleiter abgegeben wird.

Samenbläschen

Das männliche Glied

Das Begattungsorgan des Mannes beginnt mit der *Peniswurzel* und endet mit der *Eichel,* die mit der Vorhaut überzogen ist; an ihrer Unterseite ist sie mit einem kleinen Hautbändchen am Penis angewachsen, das bei der Beschneidung durchtrennt wird.

Begattungsorgan des Mannes

Eichel ist mit der Vorhaut überzogen

Der untere Rand der Eichel bildet einen Wulst (Kranzfurche); hier sammeln sich bevorzugt die von der Vorhaut ständig abgesonderten Zellen *(Vorhauttalg)* an, die regelmäßig beim Waschen entfernt werden müssen, um Entzündungen und Peniskrebs vorzubeugen. (Die krebsauslösende Wirkung des sich zersetzenden Vorhauttalgs steht fest, allerdings kommen in der Regel noch weitere Ursachen hinzu, ehe Peniskrebs entstehen kann; trotzdem gilt tägliche Entfernung des Vorhauttalgs als wichtigste Vorbeugung von Krebs am Penis.)

Vorhauttalg

Peniskrebs

Im männlichen Glied befinden sich 3 *Schwellkörper,* die bei sexueller Erregung verstärkt mit Blut gefüllt werden. Dadurch versteift sich der Penis und richtet sich unter Vergrößerung auf, so daß der Geschlechtsverkehr durchgeführt werden kann. Weitere Schwellkörper befinden sich in der Eichel, die sich bei sexueller Erregung ebenfalls vergrößert. Im Harnröhrenschwellkörper verläuft die Harnröhre, die gleichzeitig der Harn- und Samenentleerung dient. Die beiden Penisschwellkörper ziehen vom unteren Rand des Beckens nach vorne in das Glied.

Schwellkörper werden bei sexueller Erregung mit Blut gefüllt

Die Vorsteherdrüse

Zwar wissen die meisten Männer, daß es eine Prostata gibt, aber über ihren Aufbau und ihre Funktionen ist oft kaum etwas bekannt. Da dies aber zum Verständnis der Prostataerkrankungen unentbehrlich ist, soll das Organ jetzt ausführlicher als das übrige Urogenitalsystem beschrieben werden.

Aufbau der Prostata

Gehört zu den männlichen Geschlechtsdrüsen

Die Vorsteherdrüse gehört zu den männlichen Geschlechtsdrüsen. Deshalb erreicht sie erst während der Pubertät ihre endgültige Größe und nimmt auch erst in dieser Zeit ihre Funktionen auf.

Sie wiegt 15–20 g und hat einen Durchmesser von 3–5 cm. In ihrer Form und Größe erinnert sie an eine Kastanie. Beim Betasten mit dem Zeigefinger vom After her, das zu diagnostischen Zwecken durchgeführt wird, fühlt man ihre gummiartige Konsistenz.

Gummiartige Konsistenz

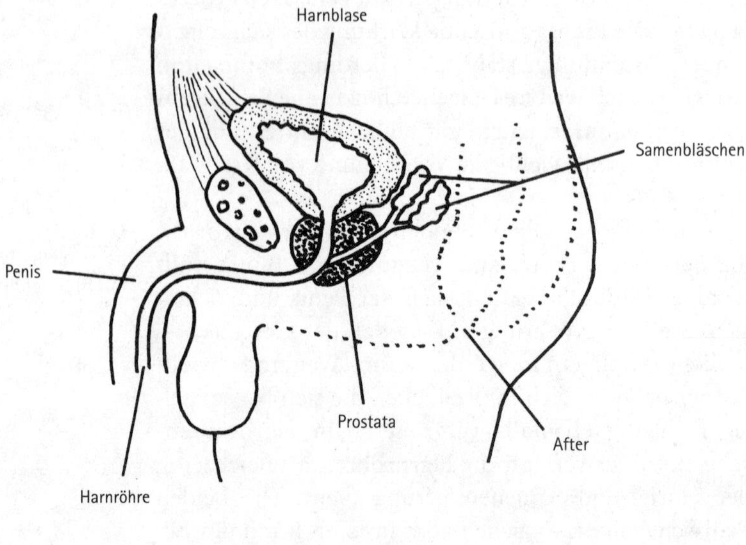

Anatomische Lage der Prostata

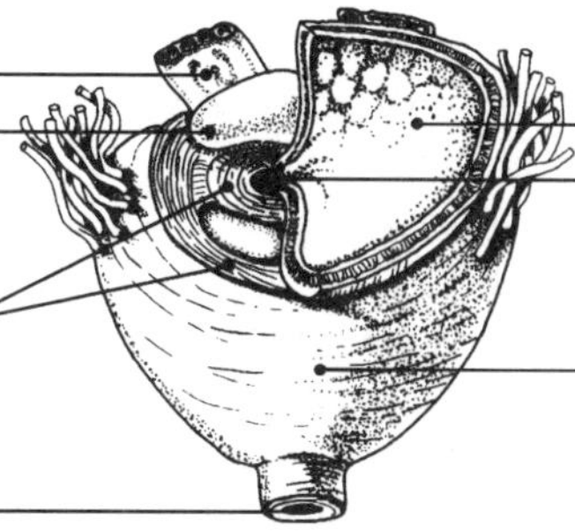

Schnitt durch die Prostata

Anatomisch betrachtet liegt die Vorsteherdrüse unterhalb der Harnblase an deren Ausgang, wo sie ringförmig den 1. Teil der Harnröhre umfaßt. Aus diesem Grund führen Erkrankungen der Drüse häufig zur Abflußbehinderung des Urins. Unten wird die Prostata von der Muskulatur des Beckenbodens begrenzt.

Die Prostata liegt unterhalb der Harnblase an deren Ausgang

Das Organ besteht aus 30–80 (im Durchschnitt 50) einzelnen Drüsen, zwischen denen sich Muskeln und Bindegewebe befinden. Jede dieser Drüsen hat ihre ei-

Das Organ besteht aus 30–80 Drüsen

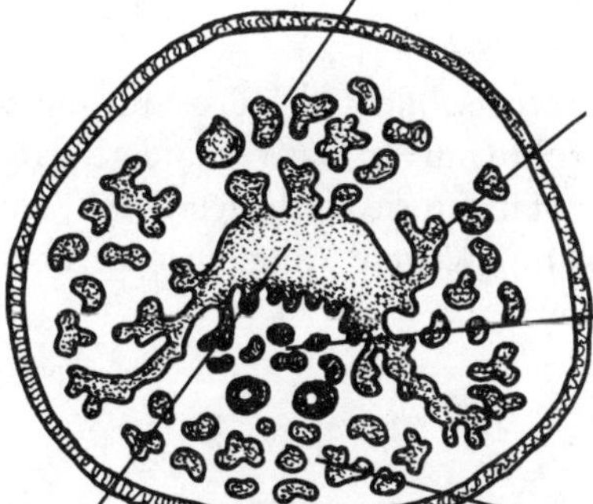

Prostata im Querschnitt

gene Öffnung in die Harnröhre. Hinten oben münden die Samenleiter in die Drüse ein. Die Spermien aus den Nebenhoden und das Sekret der Samenbläschen werden beim Samenerguß zusammen mit den Absonderungen der Prostata durch die Harnröhre nach außen entleert.

Innerer und äußerer Schließmuskel

Am oberen Rand der Prostata beim Harnblasenausgang sitzt der innere Schließmuskel, am unteren Rand der Drüse der äußere, der die Harnröhre umgibt. Diese Muskeln verhindern zusammen mit dem inneren Blasenschließmuskel, daß beim Samenerguß Ejakulat in die Harnblase gelangt.

Funktionen der Drüse

Hauptaufgabe der Prostata

Die Hauptaufgabe der Prostata besteht darin, aus ihren Drüsen ein milchig-schleimiges Sekret abzusondern, das bei der Ejakulation dem Samen aus den Nebenhoden beigemischt wird. Es ist in zweifacher Hinsicht von großer Bedeutung für die Zeugungsfähigkeit, weil es

Bedeutung für die Zeugungsfähigkeit

- die inaktiven Spermien aus den Nebenhoden wieder aktiviert und beweglicher macht und
- das saure Milieu in der weiblichen Scheide, das für die männlichen Samenzellen ungünstig ist, neutralisieren kann.

Die Prostata schließt die Samenwege zur Harnröhre hin ab

Außerdem schließt die Prostata die Samenwege zur Harnröhre hin ab. Das verhindert, daß beim Urinieren etwas Harn in sie eindringen und Krankheiten erzeugen kann. Weitere Aufgaben der Prostata sind nicht bekannt.

Adenom der Prostata

– Darunter leiden die meisten Männer im Alter –

Umgangssprachlich bezeichnet man das Adenom häufig einfach als *Vergrößerung der Vorsteherdrüse*. Das ist aber ebenso falsch wie die gelegentlich noch von Fachleuten gestellte Diagnose *Prostatahypertrophie*, die ebenfalls Vergrößerung bedeutet.

Vergrößerung der Vorsteherdrüse

Prostatahypertrophie

Tatsächlich kommt es bei dieser gutartigen Erkrankung nicht zur Wucherung der gesamten Drüse, sondern nur jener Drüsen und Gewebe, die den Anfangsteil der Harnröhre innerhalb der Prostata umgeben. Sie unterscheiden sich von den anderen Drüsen der Prostata dadurch, daß sie ursprünglich »weiblich« angelegt sind und deshalb nicht nur von den männlichen, sondern auch von den weiblichen Geschlechtshormonen, die beim Mann ebenfalls vorhanden sind, beeinflußt werden. Ganz korrekt müßte man also von einem *Blasenhalsadenom* sprechen.

Blasenhalsadenom

Mittlerweile verwendet man auch die Bezeichnung *benigne* (= gutartige) *Prostatahyperplasie* (kurz BPH). Der Unterschied zwischen der nicht korrekten Prostatahypertrophie (s. o.) und der zutreffenden Hyperplasie ergibt sich daraus, wie es zur Vergrößerung der Drüse kommt. Bei einer Hypertrophie vergrößert sich das Organ, weil das Zellvolumen vergrößert wird; das ist beim Prostataadenom nicht der Fall. Die Hyperplasie hingegen entsteht, wenn die Zellzahl zunimmt, das Zellvolumen aber unverändert bleibt; das trifft beim Prostatadenom zu. Da sich der Begriff Prostataadenom aber eingebürgert hat, behalten wir ihn bei.

Benigne Prostatahyperplasie

Der Eindruck einer Vergrößerung der gesamten

Die Wucherung drängt das eigentliche Drüsengewebe nach außen

Vorsteherdrüse entsteht, weil die Wucherung das eigentliche Drüsengewebe nach außen drängt. In fortgeschrittenen Fällen wird das Gewebe so stark verdrängt, daß es – vergleichbar der Schale einer Frucht – das Adenom nur noch wie eine flache Kapsel umgibt.

Verbreitung der Krankheit

Die Erkrankung beginnt in der Regel jenseits des 50. Lebensjahrs

Seit einigen Jahrzehnten kommt das Prostataadenom immer häufiger vor. Das erklärt sich mit aus der deutlich gestiegenen durchschnittlichen Lebenserwartung des Mannes; denn die Erkrankung beginnt in der Regel jenseits des 50. Lebensjahrs und schreitet nur langsam fort, so daß noch Jahre vergehen, ehe sie deutlichere Beschwerden verursacht und diagnostiziert wird. Deshalb konnte das Adenom bis in die 40er Jahre des 20. Jahrhunderts, als die männliche Lebenserwartung niedriger als 60 Jahre lag, relativ selten festgestellt werden.

Bei etwa 60 % aller Männer über 50 entsteht ein Prostataadenom

Inzwischen ist die Lebenserwartung eines Mannes auf über 70 Jahre gestiegen. Das hat zwangsläufig zur Folge, daß auch das Prostataadenom sehr viel häufiger auftritt. Man geht heute davon aus, daß bei knapp 60 % aller Männer über 50 Jahre ein Prostataadenom entsteht. Allerdings bleibt diese Schätzung unsicher, denn längst nicht jedes Adenom verursacht so deutliche Beschwerden, daß es den Betroffenen zum Arzt führt. Vermutlich muß man also mit einer gewissen Dunkelziffer rechnen. Manche Fachleute gehen daher davon aus, daß wohl bis zu 80 % aller älteren Männer am Prostataadenom erkranken.

Neben der höheren Lebenserwartung tragen wahrscheinlich auch noch Fehler der heute üblichen Ernährung mit dazu bei, daß Prostataadenome heute so häufig vorkommen. Das bietet die Möglichkeit, der Krankheit bis zu einem gewissen Grad vorzubeugen, worauf wir später ausführlich zurückkommen.

Unklare Ursachen des Adenoms

Obwohl das Prostataadenom wegen seiner Verbreitung bereits gründlich erforscht wurde, kennt man seine Ursachen bisher nicht genau. Diskutiert werden vor allem altersbedingte hormonelle Veränderungen, die vermutlich durch die übliche fettreiche Ernährung noch verschlimmert werden.

Die Ursachen kennt man bisher nicht genau

Altersbedingte hormonelle Störungen

Im Körper des Mannes überwiegen naturgemäß die männlichen Sexualhormone *(Androgene)*, insbesondere das *Testosteron*. Hauptsächlich werden sie in den Hoden, in kleineren Mengen auch in der Nebennierenrinde gebildet. Daneben produzieren Hoden und Nebennierenrinde des Mannes aber auch in geringem Maße *Östrogene*, also weibliche Geschlechtshormone. Dem entspricht bei der Frau, daß die Eierstöcke geringe Mengen Androgene bilden. Kein Mensch ist nach seinen Sexualhormonen »rein« männlich oder weiblich, die Hormone des anderen Geschlechts kommen immer auch vor.

Androgene

Testosteron

Östrogene

Der Mann kennt zwar keine Wechseljahre im eigentlichen Sinne, die bei der Frau um das 50. Lebensjahr herum dazu führen, daß die Keimdrüsen ihre Funktionen einstellen. Bei ihm läßt die Hormonausschüttung jenseits der Lebensmitte nur langsam, aber stetig nach. Deshalb bleibt er grundsätzlich bis ins hohe Alter zeugungsfähig, während die Frau mit dem Aufhören der Monatsblutung nicht mehr empfängnisfähig ist.

Die Hormonausschüttung läßt beim Mann nur langsam nach

Eine der Theorien, die im Zusammenhang mit dem Prostataadenom diskutiert werden, geht davon aus, daß sich infolge der nachlassenden Androgenproduktion beim alternden Mann das normale Verhältnis von männlichen und weiblichen Sexualhormonen verän-

Theorie zur Entstehung des Prostataadenoms

dert. Die Östrogene gewinnen deshalb allmählich mehr Einfluß auf den Körper des Mannes. Da die Drüsen und Gewebe um den Anfangsteil der Harnröhre in der Prostata stärker als die anderen Drüsenabschnitte der Steuerung durch weibliche Hormone unterliegen, könnte es auf diese Weise zu ihrer Wucherung kommen.

Für die Annahme, daß die altersbedingte Veränderung im Verhältnis von männlichen und weiblichen Sexualhormonen von großer Bedeutung für die Entstehung eines Prostataadenoms ist, spricht viel. Endgültig bestätigt wurde diese Theorie bislang zwar noch nicht, man darf aber wohl davon ausgehen daß sie grundsätzlich richtig ist.

Weitere Theorien zur Entwicklung des Prostataadenoms

Vermutlich ist die Verschiebung des Androgen-Östrogen-Quotienten in der Prostata nicht die einzige hormonelle Ursache. Inzwischen gibt es weitere Theorien zur Entwicklung des Prostataadenoms, die sich durchaus miteinander in Einklang bringen lassen. So nimmt man zum Beispiel an, daß es zu einer (vermutlich altersbedingt) veränderten Wechselwirkung zwischen dem Drüsengewebe und dem umgebenden Gewebe kommen kann, was ebenfalls eine Vergrößerung der Prostata begünstigt.

Besonders interessant erscheint die Vorstellung, daß ein Stoffwechselprodukt des männlichen Geschlechtshormons eine große Rolle bei der Vergrößerung der Prostata spielen könnte. Dieser hormonelle Wirkstoff,

Dihydrotestosteron (DHT)

der als *Dihydrotestosteron* (kurz DHT) bezeichnet wird, dockt an speziellen Rezeptoren auf der Oberfläche der Prostatazellen an und übt einen Wachstumsreiz auf die Drüse aus. Innerhalb der natürlichen Grenzen ist dieser Reiz notwendig, fällt er aber über längere Zeit zu stark aus, wird das Prostataadenom und wahrscheinlich auch das Karzinom der Drüse dadurch

Hemmung des Enzyma 5-alpha-R

begünstigt. Durch die Hemmung eines Enzyms mit dem Namen *5-alpha-R* läßt sich die DHT-Konzentration in der Prostata verringern und eine Vergrößerung vermeiden oder lindern.

> Da die altersbedingte Verschiebung der Hormonrelation bei allen Männern jenseits der Lebensmitte eintritt, erhebt sich allerdings die Frage, weshalb dann nicht jeder am Prostataadenom erkrankt. Das kann einmal daraus zu erklären sein, daß die Hormonproduktion bei manchen Männern schneller, bei anderen langsamer nachläßt; für diese individuellen Unterschiede gibt es noch keine Erklärung.

Weshalb erkrankt nicht jeder Mann daran?

Hinzu kommt aber möglicherweise der Einfluß der üblichen fettreichen Zivilisationskost auf die Sexualhormone, auf den wir im folgenden Kapitel eingehen.

Fettreiche Ernährung als Risiko?

Die übliche Ernährung enthält 100–300 g Fett pro Tag

Die heute übliche Ernährung in den westlichen Industrienationen enthält täglich 100–130 g Fett, zum Teil sogar noch mehr. Das ist entschieden zu viel, denn bei der heutigen, körperlich kaum noch beanspruchenden Lebensweise kann diese Fettmenge unmöglich verbraucht werden. Daher empfehlen alle Ernährungsfachleute dringend, den Fettkonsum etwa zu halbieren.

Folgen des übermäßigen Fettkonsums

In erster Linie weiß man vom übermäßigen Fettkonsum, daß er Übergewicht verursacht und Erkrankungen des Herz-Gefäß-Systems (vor allem Arterienverkalkung und Herzinfarkt) begünstigt. Weniger bekannt ist, daß die Fette auch auf den Hormonhaushalt erheblichen Einfluß nehmen. Er wird dadurch »in Unordnung« gebracht, was verschiedene Krankheiten zu fördern scheint, unter anderem Krebs.

Auf die Beziehung zwischen Fettkonsum und Sexualhormonen stieß man zunächst bei Frauen im Rahmen von Untersuchungen zum Brustkrebs. Aus verschiedenen internationalen Studien muß man den dringenden Verdacht ableiten, daß mit einer hohen

Mit einer hohen Fettzufuhr steigt das Brustkrebsrisiko

Fettzufuhr das Risiko der Frau, an Brustkrebs zu erkranken, deutlich ansteigt. Aber auch für Männer gilt wahrscheinlich, daß eine fettreiche Ernährung ungünstigen Einfluß auf ihre Sexualhormone nimmt. Das ergab zum Beispiel die folgende Untersuchung, die Dr. Peter Hill von der amerikanischen Gesundheitsstiftung durchführte:

Untersuchung zur fettreichen Ernährung bei Männern

An der Untersuchung nahmen schwarze südafrikanische Vegetarier und weiße nordamerikanische Männer mit der üblichen Ernährungsweise teil. Die Urinuntersuchung zu Beginn der Studie ergab bei den Südafrikanern, deren Ernährung nur etwa halb soviel Fett wie die der Amerikaner enthielt, eine deutlich geringere Androgen- und Östrogenausscheidung.

Danach erhielten die amerikanischen Männer 3 Wochen lang eine fettarme vegetarische Kost, die der Ernährung der Südafrikaner entsprach, während diese auf die übliche fettreiche Ernährung der Nordamerikaner umgestellt wurden. Der Einfluß, den das Fett auf den Hormonhaushalt nahm, wurde nach beendetem Versuch wieder durch Urinuntersuchung festgestellt: Bei den Südafrikanern, die eine fettreiche Kost erhielten, stieg die Androgen- und Östrogenausscheidung deutlich an, bei den vorher fettreich ernährten Amerikanern dagegen sank sie durch die fettarme Ernährung deutlich ab.

Fettzufuhr beeinflußt erheblich die männlichen Sexualhormone

Das Ergebnis dieser wissenschaftlichen Untersuchung belegt eindeutig, daß die Fettzufuhr die männlichen Sexualhormone erheblich beeinflußt. Um seine Bedeutung beim Prostataadenom richtig würdigen zu können, muß man noch wissen, daß alle Südafrikaner wesentlich seltener daran und am Prostatakarzinom erkranken.

Genau sind die Zusammenhänge zwischen Fettzufuhr und Erkrankungen der Prostata noch nicht zu erklären. Nach dem Ergebnis der obigen Studie, das auch in anderen Untersuchungen beobachtet wurde, kann man aber davon ausgehen, daß eine fettärmere Kost die Risiken eines Adenoms und einer Krebser-

Fettärmere Kost vermindert die Risiken von Prostataadenom und -krebs

krankung der Prostata vermindert. Vielleicht fallen die unvermeidlichen altersbedingten Veränderungen des Hormonhaushalts bei Männern nicht so deutlich aus, wenn sie sich fettärmer ernähren.

Auch wenn das noch nicht endgültig erwiesen ist, sollte man in jedem Fall die übliche Fettzufuhr vermindern, der Gesundheit nützt das mit Sicherheit.

Mögliche andere Ursachen

Es gibt noch einige andere Theorien, die versuchen, das Prostataadenom zu erklären.

Zeitweise ging man zum Beispiel davon aus, daß zu geringe oder übermäßige sexuelle Aktivität dabei eine Rolle spielt. Aber das konnte ebensowenig bestätigt werden wie die Annahme, daß Geschlechtskrankheiten mit dafür verantwortlich sind.

Regelmäßige Selbstbefriedigung vermindert das Prostatakrebsrisiko

Zweifelsfrei nachgewiesen wurde inzwischen aber in einer wissenschaftlichen Untersuchung, daß die regelmäßige Selbstbefriedigung das Krebsrisiko für die Prostata deutlich vermindert. Je häufiger Männer zwischen dem 20. und 50. Lebensjahr onanieren, desto seltener erkranken sie an Prostatakarzinom. Wenn ein Mann zum Beispiel bis zum 30. Lebensjahr wöchentlich 5mal onaniert, sinkt sein Risiko, an Prostatakrebs zu erkranken, um ein Drittel, ohne daß noch andere Vorsorgemaßnahmen angewendet werden.

Vermutliche Erklärung

Eine zuverlässige Erklärung für die krebsvorbeugende Wirkung der Masturbation steht noch aus. Vermutet wird, daß beim Samenerguß durch Onanieren krebserzeugende Stoffe mit dem Sekret aus der Prostata gespült werden. Das ist zwar auch beim Sexualverkehr möglich, aber dabei erhöht sich das Risiko von Infektionen der Drüse und damit indirekt auch die Krebsgefährdung. Vielleicht werden weitere Forschungen eine genauere Erklärung der Wirkungsweise bringen.

Cyclooxygenase-2 (COX-2)

Nach neuen Erkenntnissen kann auch das Enzym *Cyclooxygenase-2* (kurz COX-2) zur Vergrößerung der Prostata und wahrscheinlich auch zum Karzinom der Drüse beitragen. Dieses Enzym stellt Entzündungsstoffe her, die das Wachstum der Prostata fördern. Bei Geschwülsten beobachtete man, daß COX-2 die Neubildung von Gefäßen zur Blutversorgung des Tumors begünstigt (diskutiert wird, ob das auch für Krebserkrankungen außerhalb der Prostata gilt).

> Wenn COX-2 medikamentös gehemmt wird, beugt das bis zu einem gewissen Grad dem Prostataadenom und -karzinom vor.

Apoptose

Die Aufklärung der *Apoptose* (griech. Wortteile: apo = Ab-, Weg-; ptose = Fall, Senkung) war eine so wichtige wissenschaftliche Leistung, daß sie 2002 mit dem Medizin-Nobelpreis (an S. Brenner, H. R. Horvitz und J. E. Sulston) ausgezeichnet wurde. Man versteht darunter den »programmierten Zelltod«, der durch die genetischen Informationen in den Zellen selbst gesteuert wird. Das schafft Platz für neue Zellen. Wenn die alten Körperzellen nicht zum richtigen Zeitpunkt durch Apoptose untergehen, droht eine Vergrößerung des betroffenen Organs und eine deutliche Zunahme des Krebsrisikos (das gilt nicht nur für die Prostata).

Programmierter Zelltod

Das mit dem Alter deutlich zunehmende Krebsrisiko erklärt sich maßgeblich mit aus den genetischen Veränderungen innerhalb der Zellen. Bei jeder Teilung entstehen mehr dieser *Mutationen,* die auch auf die anderen Zellen in der Umgebung einen ungünstigen Einfluß ausüben können. Die rechtzeitige Apoptose kann das Krebsrisiko vermindern, weil Zellen mit mutierten genetischen Informationen verschwinden, ehe sie entarten können.

Rechtzeitige Apoptose kann das Krebsrisiko vermindern

Der programmierte Zelltod in der Prostata läßt sich durch pflanzliche Arzneimittel aus der Sägezahnpalme (s. S. 56) normalisieren.

Nicht ausschließen läßt sich dagegen, daß Streß, Hektik und Reizüberflutung des modernen Alltags beim Prostataadenom eine gewisse Bedeutung haben. Diese seelisch-nervösen Belastungen, denen praktisch alle Männer mehr oder minder stark ausgesetzt sind, können über das vegetative Nervensystem auch die Funktionen der Hormondrüsen stören, was im Einzelfall vielleicht zur Veränderung der Relation von männlichen und weiblichen Sexualhormonen im Körper des Mannes führt. Aber sicher geklärt sind diese psychischen und nervösen Faktoren nicht.

Streß, Hektik und Reizüberflutung haben beim Prostataadenom eine Bedeutung

Allein werden sie bestimmt kein Adenom der Prostata hervorrufen, als begünstigende Mitverursacher darf man sie jedoch nicht außer acht lassen. Gerade das mittlere Lebensalter stellt ja für viele Männer eine Lebenskrise dar, die sich vor allem aus der unterdrückten Angst vor dem beginnenden Altern und den damit verbundenen negativen Vorstellungen erklärt.

Das mittlere Lebensalter ist für viele Männer eine Lebenskrise

Außerdem werden noch einige andere Theorien über die möglichen Ursachen des Prostataadenoms diskutiert. Sie sind aber zu wenig stichhaltig begründet, als daß sie hier angeführt werden müßten.

Als Grundursachen kann man wohl die hormonellen Veränderungen und oft zusätzlich die fettreiche Ernährung annehmen, alle anderen diskutierten Faktoren kommen wahrscheinlich erst auf dieser Grundlage zum Tragen.

Typische Warnzeichen eines Adenoms

Das Prostataadenom entsteht nicht von heute auf morgen. Die Krankheit entwickelt sich allmählich und schreitet nur langsam fort. Deshalb treten längere Zeit keine deutlichen Beschwerden auf, so daß Frühdia-

Das Prostataadenom entsteht nicht von heute auf morgen

gnose und -therapie meist versäumt werden. Sind die Symptome erst so stark geworden, daß sie die Betroffenen veranlassen, den Arzt aufzusuchen, fällt die Behandlung oft schwer, und es können bereits Komplikationen eingetreten sein; eine Operation ist dann häufig unvermeidlich. Damit das beginnende Prostataadenom nicht unnötig verschleppt wird, sollten Sie vor allem auf die folgenden Warnzeichen achten:

Warnzeichen

- Allmählich häufiger auftretender Harndrang, insbesondere auch Unterbrechung der Nachtruhe zum Wasserlassen.
- Verdünnter und abgeschwächter Harnstrahl, der oft erst nach einer gewissen Wartezeit oder durch Pressen mit der Bauchmuskulatur in Gang kommt.
- Vorübergehende Verstärkung der Warnzeichen, insbesondere nach langem Sitzen, Alkoholkonsum und bei Stuhlverstopfung; Besserung oder Verschwinden der Symptome bei ausreichender Bewegung.

Diese Warnzeichen, die nicht ständig bestehen müssen, können auf ein beginnendes Prostataadenom hinweisen. Zwar treten sie auch bei anderen Erkrankungen des Urogenitalsystems auf, aber die genaue Ursache kann nur durch ärztliche Untersuchung abgeklärt werden. Wenn man auch nur eines dieser Symptome bei sich beobachtet, soll möglichst bald der Arzt aufgesucht werden, selbst wenn die Beschwerden nur zwischendurch einmal auftreten, denn jetzt bestehen noch günstige Chancen für eine nichtchirurgische Behandlung, und es haben sich noch keine Komplikationen entwickelt.

Möglichst bald einen Arzt aufsuchen

Verlauf der Erkrankung

Schleichend-chronischer Verlauf in mehreren Stadien

Das Prostataadenom entwickelt sich langsam und verläuft schleichend-chronisch in mehreren Stadien. Keineswegs jeder Patient gelangt ins Endstadium; es kommt immer wieder vor, daß sich die Erkrankung auch ohne Behandlung auf das Anfangsstadium beschränkt. Aber das läßt sich nie voraussehen, es wäre deshalb leichtfertig, darauf zu hoffen und die frühzeitige Behandlung zu verzögern.

Die Erkrankung kann ohne Behandlung auf das Anfangsstadium beschränkt bleiben

Beschwerdefreies Anfangsstadium

Im Anfangs-(Frühst-)stadium des Prostataadenoms treten praktisch keinerlei Beschwerden auf. Allenfalls kann es etwas häufiger zum Harndrang am Tag kommen, aber daran gewöhnen sich die meisten Männer rasch und messen diesem möglichen frühesten Warnzeichen keine Bedeutung bei, weil sie sich subjektiv insgesamt gesund fühlen.

Etwas häufigerer Harndrang am Tag

Dementsprechend wird das Anfangsstadium meist überhaupt nicht diagnostiziert, sofern die Betroffenen nicht regelmäßig einmal jährlich zur Vorsorgeuntersuchung gehen. Dabei kann der Arzt bei der Untersuchung, die vom After her durch Betasten der Prostata mit dem Zeigefinger erfolgt, die beginnende Wucherung feststellen.

Wird meist nicht diagnostiziert

Es ist deshalb dringend zu empfehlen, die Möglichkeit zur Vorsorgeuntersuchung ab dem 45. Lebensjahr zu nutzen, denn auf andere Weise läßt sich das Frühstadium des Adenoms nicht erkennen.

!

Welche Maßnahmen nach der Diagnose in diesem Stadium erforderlich sind, wird kontrovers diskutiert. Man vertritt z.T. die Auffassung, daß keine Behandlung notwendig ist, weil keine Symptome bestehen.

Vor allem die Naturheilkunde rät, im frühesten Stadium mit einer Therapie zu beginnen, damit der weitere Krankheitsverlauf gestoppt oder zumindest deutlich verzögert werden kann. Es erscheint ja auch sinnlos, einerseits die Vorsorgeuntersuchung zu propagieren,

Die Naturheilkunde rät im Frühstadium zu einer Therapie

Im Frühstadium sind die Chancen der Therapie noch besonders günstig

dann aber nichts zu unternehmen, wenn dabei die beginnende Erkrankung diagnostiziert wird. Gerade im Frühstadium sind die Chancen der Therapie noch besonders günstig.

Das 2. Stadium

Je nachdem, wie man Krankheit definiert, kann man dieses Stadium auch als das erste bezeichnen, weil jetzt erstmals deutlichere subjektive Symptome auftreten. Zum Teil sind die Fachleute aber der Ansicht, daß man bereits die beginnende Krankheit als 1. Stadium auffassen sollte, was durchaus begründet erscheint und deshalb hier übernommen wurde. Für die Praxis erübrigt sich eine Diskussion darüber.

Reiz- oder Kompensationsstadium

In diesem Stadium, das man auch als *Reiz- oder Kompensationsstadium* bezeichnet, kommt es zu den ersten Störungen der Blasenentleerung. Insgesamt hat sich die Harnblase vor allem durch Verstärkung ihrer Muskulatur der Abflußbehinderung des Harns angepaßt. Diese entsteht, weil das wuchernde Adenom den Anfangsteil der Harnröhre innerhalb der Prostata einengt; dadurch erhöht sich der Abflußwiderstand und muß durch vermehrte Muskelanstrengung überwunden werden.

Verstärkung der Harnblasenmuskulatur

Häufigerer Harndrang, insbesondere auch nachts

Als Folge des chronischen Reizzustands tritt im 2. Stadium häufiger Harndrang auf, insbesondere auch in der Nacht. Die dabei entleerte Harnmenge ist geringer als üblich, weil der Harnstrahl durch das Abflußhindernis abgeschwächt und verdünnt wird.

Zu Beginn der Harnentleerung muß man oft etwas warten, ehe sie in Gang kommt, und dazu nicht selten auch die Bauchmuskulatur anspannen; auch gegen Ende der Entleerung kann es erforderlich werden, diese »Bauchpresse« einzusetzen (das erfolgt meist unwillkürlich), um den Urin vollends auszuscheiden. In der Regel gelingt es im 2. Stadium aber immer, die Harnblase vollständig zu entleeren.

Bauchpresse

Der hier beschriebene Zustand ist für viele der Betroffenen erträglich, insbesondere, wenn er nicht ständig besteht, sondern sich zwischendurch fast normalisiert. Da keine Schmerzen bestehen, gewöhnen sie sich bald daran und lassen sich nicht untersuchen. Dann wird aber ein weiterer günstiger Zeitpunkt für die erfolgreiche Therapie versäumt.

Dieser Zustand ist für viele Betroffene erträglich

Falls die Wucherung nicht von selbst zum Stillstand kommt, geht die Krankheit nach unterschiedlich langer Zeit ins fortgeschrittene 3. Stadium über. Aber selbst wenn das im Einzelfall nicht geschieht, entwickelt sich wegen der chronischen Überforderung der Blasenmuskulatur im Lauf der Zeit eine Balkenblase (s. S. 36) als Komplikation.

Balkenblase als Komplikation

Zwischendurch können sich die Symptome des 2. Stadiums akut deutlich verschlimmern. Ausgelöst wird das oft durch Alkohol, der die Reizung verstärkt, aber auch durch Veränderung der Durchblutung im Bauchraum bei Stuhlverstopfung oder durch zu langes Sitzen. Für manche Männer ist diese Verschlimmerung ein »Glück«, weil die Beschwerden dabei so stark werden, daß endlich der Arzt zugezogen wird. Da diese Phasen aber nur kurz dauern, finden viele sich doch damit ab.

Symptome können sich durch Alkohol deutlich verschlimmern

Fortgeschrittenes 3. Stadium

Wenn das Kompensationsstadium nicht behandelt wird, schreitet die Prostatawucherung fort, das Adenom geht ins 3. Stadium über. Jetzt ist die Blase nicht mehr in der Lage, die Abflußbehinderung auszugleichen. Man bezeichnet diese Krankheitsphase deshalb auch als Stadium der *Insuffizienz (Schwäche) der Blase* oder *Retention (Zurückhaltung) von Harn.*

Die Blase kann die Abflußbehinderung nicht mehr ausgleichen

Blaseninsuffizienz oder Harnretention

Infolge der ständigen Überbeanspruchung erschlafft die Blase im 3. Stadium und erweitert sich immer mehr. Deshalb kann sie sich trotz aller Anstrengung nicht mehr vollständig entleeren; nach dem

Die Blase kann sich nicht mehr vollständig entleeren

Restharn bleibt zurück und bildet einen Nährboden für Krankheitserreger

Harnlassen bleiben 50 ml und mehr Restharn in der Blase zurück. Das erscheint wenig, wenn man bedenkt, daß sie normalerweise bis zu 1 l Harn aufnehmen kann. Aber der zurückgehaltene Urin bildet einen günstigen Nährboden für Krankheitserreger.

Entzündungen der Blasenschleimhaut

Deshalb kommt es häufig zu Entzündungen der Blasenschleimhaut; wird eine solche Entzündung nicht rasch behandelt, kann sie über die Harnleiter ins Nierenbecken aufsteigen, schlimmstenfalls sogar die ganze Niere erfassen. Da eine solche Entzündung meist mit erheblichen Schmerzen verbunden ist, veranlaßt sie die Betroffenen häufig, endlich den Arzt aufzusuchen.

Jetzt sind die Chancen der Behandlung, das Adenom zu stoppen, aber wesentlich ungünstiger als in den früheren Stadien; unter Umständen muß bald chirurgisch behandelt werden.

Verstärkte Beschwerden bei der Harnausscheidung

Häufiger unwiderstehlicher Harndrang

Neben der gefährlichen Harnretention in der Blase mit Entzündungen bestehen im 3. Stadium verstärkte Beschwerden bei der Harnausscheidung, die sich im Gegensatz zum 2. Stadium im allgemeinen zwischendurch nicht mehr bessern. Insbesondere der häufige unwiderstehliche Harndrang kann sehr quälend werden und die Nachtruhe erheblich stören.

Nachträufeln des Harns

Es dauert auch wesentlich länger als im 2. Stadium, bis die Harnentleerung überhaupt in Gang kommt, und der Harnstrahl ist deutlich dünner und schwächer. Am Ende der Ausscheidung träufelt in typischen Fällen noch etwas Harn nach, weil sich die Blase nicht vollständig entleert hat.

Das Endstadium

Besonders heimtückisches Stadium

Das letzte Stadium des Prostataadenoms, in dem die Wucherung das eigentliche Prostatagewebe zu einer flachen Kapsel zusammengedrückt hat und die Harnröhre stark verengt, ist besonders heimtückisch. Im Verlauf der langwierigen Erkrankung haben sich die Blasenmuskeln und -nerven nämlich dem krankhaften Zustand angepaßt; subjektiv bestehen deshalb nur geringe Beschwerden. Nicht wenige Patienten reden sich deshalb ein, daß die Erkrankung sich gebessert hat, und unterbrechen die Therapie wieder oder verweigern eine Operation, bis eine gefährliche Komplikation sie dazu zwingt.

Subjektiv nur geringe Beschwerden

Das letzte Stadium bezeichnet man in der Medizin auch als *Stadium der Blasen-Nieren-Insuffizienz* oder des *Harnträufelns*. Der Urin kann jetzt trotz prall gefüllter Blase oft nur noch tröpfchenweise entleert werden. Schlimmstenfalls kommt es zur Harnsperre, bei der überhaupt kein Wasserlassen mehr möglich ist und ein Katheter durch die verengte Harnröhre in die Blase eingeführt werden muß, um den Urinabfluß zu gewährleisten und eine Harnvergiftung zu verhindern.

Stadium der Blasen-Nieren-Insuffizienz

Schlimmstenfalls kommt es zur Harnsperre

Die chronisch überforderte Harnblase hat sich im Endstadium so stark erweitert, daß sie bis zu 2 l Urin zurückhalten kann. Infolge des hohen Drucks in der prall gefüllten Blase tritt der Harn auch durch die ventilartigen Einmündungen der Harnleiter und staut sich bis in die Nieren hinauf. Dadurch werden diese geschädigt, können ihre Funktionen immer weniger erfüllen, und es entwickelt sich allmählich schleichend eine Harnvergiftung, die unbehandelt tödlich endet.

Die Harnblase kann bis 2 l Urin zurückhalten

Nieren werden geschädigt

Harnvergiftung endet tödlich

Komplikationen des Prostataadenoms

Das Risiko, an einer mehr oder minder ernsten Komplikation zu erkranken, ist beim Prostataadenom recht groß. Das gilt selbst dann, wenn die Wucherung im 2. Stadium zum Stillstand kommt. Wenn man so früh wie möglich mit der Therapie beginnt, lassen sich Komplikationen aber weitgehend vermeiden.

Großes Risiko für Komplikationen

Balkenblase – Blasenerschlaffung

Die Erschlaffung der Harnblase ist eine Folge des Insuffizienzstadiums

Die Erschlaffung der Harnblase stellt keine Komplikation im eigentlichen Sinn dar, sondern ist eine typische Folge des Insuffizienzstadiums (3.). Da sich die Blase in diesem Stadium des Adenoms immer mehr erweitert, wird die natürliche Spannung der Blasenwand vermindert. Das führt zur unvollkommenen Blasenentleerung mit Zurückhaltung von Restharn, wie beim Verlauf der Erkrankung (s. S. 33) bereits beschrieben wurde.

Balkenblase, Trabekelblase

Zur Balken-(Trabekel-)blase kommt es durch die chronische Überanstrengung der Blasenmuskulatur schon im 2. Stadium, wenn dieses unbehandelt längere Zeit andauert. Dabei vergrößert sich die innere Muskelschicht der Blase allmählich, und die Muskeln springen balkenartig unter der dünnen Schleimhaut ins Blaseninnere vor. Die zwischen dem Balkennetz liegenden Mulden bezeichnet man als Pseudodivertikel.

Pseudodivertikel

Schlimmstenfalls kann die dünne Wand einer solchen Mulde auch einmal zerreißen; dann entleert sich Harn in die Bauchhöhle, ein akut lebensbedrohlicher Zustand.

Entzündungen im Urogenitalsystem

Infektionen der Blase und Nieren

Im Verlauf des Prostataadenoms kommt es häufig zu Infektionen der Blase, des Nierenbeckens oder sogar der gesamten Nieren. Diese Entzündungen entstehen meist ab dem 3. Stadium, wenn der Harn nicht mehr vollständig entleert wird und einen günstigen Nährboden für Krankheitserreger abgibt. Zuerst ist meist die Blase betroffen, die Infektion kann aber auch über die Harnleiter in die Nieren aufsteigen.

Entzündungen der Harnblase

Normalerweise erkranken Männer deutlich seltener als Frauen an einer Blasenentzündung, weil ihre wesentlich längere Harnröhre gut vor dem Eindringen von Krankheitserregern schützt. Wenn aber Restharn in der Blase zurückbleibt, finden die wenigen Erreger, die doch in die Blase gelangen, darin besonders günstige Lebensbedingungen und können sich so schnell und stark vermehren, daß die Abwehrkräfte sie nicht mehr in Schach zu halten vermögen. Im allgemeinen handelt es sich um Bakterien, aber auch Viren und Pilze verursachen nicht selten eine Blasenentzündung.

Männer erkranken seltener an einer Blasenentzündung

Symptomatisch für diese Komplikation sind vermehrter schmerzhafter Harndrang, Brennen beim Wasserlassen und Schmerzen danach; außerdem erhöht sich meist die Körpertemperatur. Die Beschwerden des Prostataadenoms können sich infolge der Blasenentzündung ebenfalls verschlimmern.

Symptome

Beim Verdacht auf eine Blasenentzündung muß der Arzt aufgesucht werden. Er verordnet im allgemeinen Antibiotika, um die Keime abzutöten. Sie müssen aber lange genug eingenommen werden, damit keine Erreger in der Blase überleben, sonst wird die Entzündung unter Umständen chronisch. In hartnäckigen Fällen muß durch Harnuntersuchung genau bestimmt werden, welche Erreger die Blasenentzündung verursachen, damit man die speziell dagegen wirksamen Arzneimittel verordnen kann.

Der Arzt muß aufgesucht werden

Antibiotika müssen lange genug eingenommen werden

Nierenbecken- und Nierenentzündung

Zur akuten Nierenbeckenentzündung kommt es meist im Verlauf einer verschleppten Blasenentzündung, wenn die Krankheitserreger über die Harnleiter aufsteigen. Begünstigt wird die Infektion beim Prostataadenom, wenn sich im 4. Stadium der Urin in die Nieren zurückstaut.

Nierenbeckenentzündung

Als Warnzeichen der Erkrankung treten wie bei der Blasenentzündung verstärkter Harndrang mit Schmerzen und Brennen beim Wasserlassen auf, außerdem Schmerzen im Kreuz (Nierengegend), Schüttelfrost und höheres Fieber. Ärztliche Behandlung durch Anti-

Warnzeichen der Erkrankung

biotika ist unverzüglich notwendig, damit sich die Entzündung nicht auf die ganze Niere ausdehnt. Oft betrifft die Nierenbeckenentzündung nur eine Niere, aber auch beidseitige Entzündungen sind möglich.

Nierenentzündung ist immer eine ernste Krankheit

Wenn die Infektion sich auf die gesamte Niere ausbreitet, kommt es zur *Nierenentzündung*. Sie stellt immer eine ernste Krankheit dar, die zum Teil in der Klinik behandelt werden muß. Es gibt mehrere Formen der Nierenentzündung, auf die hier nicht genauer eingegangen werden soll, weil nur der Arzt sie unterscheiden kann.

Warnzeichen

Die Erkrankung beginnt plötzlich oder schleichend. Zu den Warnzeichen gehören Abgeschlagenheit und Müdigkeit, Kreuzschmerzen in Höhe der Nieren, Appetitmangel, Kopfschmerzen, Schüttelfrost und (oft hohes) Fieber. Der Harn sieht trüb und durch Blutbeimengungen rötlichbraun aus und wird vermindert ausgeschieden. Oft treten auch Schwellungen im Gesicht, vor allem um die Augenlider auf, häufig erhöht sich der Blutdruck. In schweren Fällen kommen noch Schwellungen und Schmerzen der Glieder sowie Atemnot hinzu.

Schnellste Behandlung durch einen Arzt ist erforderlich

Die Behandlung muß so rasch wie möglich durch den Arzt erfolgen und ausreichend lang durchgeführt werden, damit sich keine chronische Entzündung entwickelt; diese kann zur Nierenschwäche, zur Nierenschrumpfung und schließlich zum Nierenversagen fuhren. Antibiotika sind bei bakteriellen Infektionen unverzichtbar, zuweilen kann (trotz aller Vorbehalte) auch Kortison notwendig werden.

Kortison kann notwendig werden

Auch die Nierenentzündung als Komplikation des Prostataadenoms wird durch den Rückstau von Harn im 4. Stadium begünstigt. Sie kann eine oder beide Nieren betreffen.

Prostataentzündung

Nicht selten entwickeln sich im Verlauf des Adenoms eine Entzündung der Vorsteherdrüse. Akuter Auslöser der Entzündung, die auch noch die Harnwege betreffen kann, ist unter Umständen die sogenannte »Biergartenkombination«, bei der langes Sitzen, reichlicher Alkoholkonsum und Unterkühlung zusammentreffen. Das alles ist »Gift« für die Vorsteherdrüse. Schlimmstenfalls können solche Biergartensitzungen sogar mit einer Harnsperre (s. S. 40) enden.

Biergartenkombination als Auslöser

Da sie aber auch unabhängig davon aus anderen Ursachen entstehen kann, wird sie später noch gesondert beschrieben (s. S. 126 ff.).

Typische Warnzeichen der Prostataentzündung sind vermehrter Harndrang, Schmerzen beim Wasserlassen und beim Stuhlgang, blutig-eitriger Urin und oft unterschiedlich hohes Fieber. Als Komplikationen können Drüsenabszesse und -fisteln entstehen, wenn die Behandlung nicht rechtzeitig beginnt; dann muß meist chirurgisch behandelt werden.

Warnzeichen der Prostataentzündung

Komplikationen

Andere entzündliche Erscheinungen

Eine isolierte Entzündung eines oder beider Harnleiter kommt praktisch nie vor. Wenn die Harnleiter infiziert sind, erklärt sich das meist aus einer aufsteigenden Infektion aus der Blase. Sie wird durch den Rückstau des Urins beim 4. Stadium des Adenoms begünstigt.

Harnleiterentzündung kommt nie vor

Auch eine auf die Harnröhre beschränkte Entzündung ist beim Prostataadenom selten. Meist liegt eine Blasenentzündung vor, aus der die Keime mit dem Urin in die Harnröhre gelangen, oder die Erreger drangen durch die Harnröhre in die Blase vor und führten zur Infektion beider Organe.

Harnröhrenentzündung ist selten

Die Symptome der Harnleiterentzündung ähneln denen bei Blasen-Nierenbecken-Entzündung, bei der Harnröhrenentzündung tritt vor allem Brennen beim Wasserlassen auf.

Symptome

Manchmal kann sich bei einer nicht richtig behandelten Harnröhrenentzündung ein Abszeß entwickeln. Dann treten stärkere Schmerzen beim Wasserlassen auf, und der Harnstrahl ist abgeschwächt, gelegentlich

Abszeß

Eine Harnverhaltung muß sofort behandelt werden

kommt es sogar zur Harnverhaltung, die unverzüglich behandelt werden muß. In schweren Fällen breitet sich der Abszeß ins umgebende Gewebe aus; dann nehmen die Schmerzen zu, der Harn wird blutig und kann überhaupt nicht mehr entleert werden, so daß sofortige chirurgische Behandlung notwendig wird.

Harnsperre – Harnvergiftung

Harnsperre ist lebensbedrohlich

Zur *Harnsperre (Harnverhaltung)* kommt es, wenn das Prostataadenom im 4. Stadium die Harnröhre so stark verengt, daß kein Urin mehr entleert werden kann. Dieser Zustand ist lebensbedrohlich und muß so rasch wie möglich behoben werden. Wenn keine sofortige chirurgische Behandlung zur Entfernung des Abflußhindernisses in Frage kommt, wird meist ein Katheter durch die Harnröhre in die Blase eingeführt, damit der Harn wieder abfließen kann.

Katheter durch die Harnröhre in die Blase

Keine Dauerlösung

Auf Dauer ist ein Katheter natürlich keine Lösung. Abgesehen davon, daß er von den Patienten als unangenehm bis quälend empfunden wird, erhöht sich dadurch die Gefahr einer Infektion der Blase und des Nierenbeckens, weil Keime eindringen. Deshalb muß operativ behandelt werden, sobald der Zustand des Patienten das zuläßt. Vor allem bei Männern im hohen Alter kann eine Operation bei schlechtem Allgemeinbefinden aber nicht immer durchgeführt werden; sie bleiben dann oft lange auf den Katheter angewiesen. Das verdeutlicht einmal mehr, wie wichtig die frühzeitige Behandlung beim Prostataadenom ist, die eine Harnsperre vermeidet.

Operation

Harnvergiftung (Urämie)

Zur lebensgefährlichen *Harnvergiftung (Urämie)* kommt es im 4. Stadium des Prostataadenoms, wenn die Nieren durch den chronischen Rückstau von Urin immer stärker geschädigt werden, ferner im Verlauf einer Nierenentzündung, die als Komplikation des Adenoms aufgetreten ist. Die Nieren sind dann nicht mehr in der Lage, die ausscheidungspflichtigen Stoffe genügend aus dem Blut zu filtern. Deshalb sammeln sich Harnsäure, Harnstoff und andere Abbau- und Giftstoffe im Blut an, die sich auf den gesamten Organismus auswirken.

Symptome der Urämie

Zu den Symptomen der Urämie gehören vor allem Blutarmut, Neigung zu Blutungen, Bluthochdruck, Durchblutungs- und Herzstörungen, Appetitmangel, Übelkeit, Erbrechen, Durchfall, Nervenschmerzen, Krämpfe, Konzentrationsstörungen, Verwirrtheitszustände, in fortgeschrittenen Fällen urämisches Koma mit Bewußtlosigkeit.

Blutwäsche als Behandlung

Die Behandlung erfolgt durch Blutwäsche (Dialyse), bei der die Schlacken und Giftstoffe mit Hilfe der künstlichen Niere regelmäßig aus dem Blut entfernt werden. Später kann eine Nierentransplantation erforderlich sein. Unter Umständen endet eine Harnvergiftung tödlich. Im 4. Stadium des Adenoms entwickelt sich die Urämie schleichend, als Komplikation einer Nierenentzündung kann sie auch akut auftreten.

Kann tödlich enden

Versagen der Nieren

Harnvergiftung ist Folge einer Niereninsuffizienz

Die oben beschriebene Harnvergiftung ist eine Folge der fortschreitenden Niereninsuffizienz, die durch den Rückstau von Harn bis in die Nieren oder bei einer Nierenentzündung entsteht. Dadurch wird die Fähigkeit der Nieren zur »Blutreinigung« und Harnbereitung immer weiter eingeschränkt; im Endstadium erreicht die Nierenfunktion weniger als 15 % der normalen Leistungsfähigkeit.

Die fortgeschrittene Niereninsuffzienz führt zur schon beschriebenen Harnvergiftung und schließlich zum *urämischen Koma*. Dieses beginnt mit Kopfschmerzen, Gereiztheit, abnorm langsamer und vertiefter Atmung und Muskelzuckungen; später wird das Bewußtsein getrübt, Lähmungen treten ein, die Haut wirkt graufahl, die ausgeatmete Luft riecht nach Ammoniak, schließlich geht das Bewußtsein verloren.

Urämisches Koma

!

Beim geringsten Verdacht auf beginnendes Nierenversagen muß sofort der Arzt zugezogen werden. Die Behandlung erfolgt in der Klinik durch Blutwäsche mit der künstlichen Niere. Allerdings liegt die Sterblichkeitsrate beim Nierenversagen trotz intensiver Behandlung relativ hoch.

Wenn das Prostataadenom frühzeitig konsequent behandelt wird, kommt es nicht zu dieser lebensbedrohlichen Komplikation.

Weitere mögliche Komplikationen

Es gibt noch einige weitere Komplikationen, die sich im Verlauf des Prostataadenoms einstellen können. Dazu gehören vor allem noch:

Ausbildung von Divertikeln

- *Ausbildung von Divertikeln (Ausbuchtungen) der Harnblasenwand,* die infolge der Erweiterung der Blase dünner wird und an besonders schwachen Stellen nach außen treten kann. Das geschieht vor allem bei der schon beschriebenen Balkenblase zwischen dem Maschenwerk der verdickten Muskelbälkchen. Die Divertikel können einzeln oder zu mehreren auftreten und neigen besonders zu Entzündungen; manchmal bricht ein Divertikel auch durch, und Harn gelangt in die Bauchhöhle.

Blasensteine

- Ausfällung von Bestandteilen (Konkrementen) aus dem in der Blase zurückgehaltenen Restharn, wodurch *Blasensteine* entstehen. Sie verursachen oft keine nennenswerten Beschwerden; erst wenn ein Stein in die Harnröhre gelangt und sich dort verkeilt, treten heftige Kolikschmerzen auf. Wegen der ständigen Reizung der Blasenschleimhaut durch die Steine kommt es aber vermehrt zu Entzündungen der Harnblase.
- Beim Rückstau von Harn bis ins Nierenbecken können sich dort durch Ausfällung von Konkrementen

Nierensteine bilden. Auch sie bleiben symptomarm, allenfalls ein mäßiges, erträgliches Druckgefühl kann dumpf in der Nierengegend bestehen. Wird ein Stein in den Harnleiter gespült, verursacht er starke Kopfschmerzen.

Nierensteine

- Schließlich kann es (meist ab dem 3. Stadium) beim Prostataadenom im Einzelfall zur *Erhöhung des Blutdrucks* kommen, der das gesamte Herz-Gefäß-System gefährdet.

Blutdruckerhöhung

Auf weitere, seltenere Komplikationen muß nicht mehr eingegangen werden. Ohnehin sind sie nur durch ärztliche Untersuchung festzustellen und gezielt zu behandeln. Frühzeitige Therapie des Adenoms kann auch solchen zusätzlichen Erkrankungen vorbeugen.

Kann das Adenom verhindert oder verzögert werden?

Da die Ursachen des Adenoms der Prostata noch nicht endgültig geklärt sind, fällt eine gezielte Vorbeugung naturgemäß schwerer. Hinzu kommt, daß das Adenom wahrscheinlich mit altersbedingten hormonellen Veränderungen in Beziehung steht, die als natürliche Vorgänge früher oder später bei jedem Mann eintreten. Deshalb ist umstritten, ob man überhaupt Vorsorge betreiben kann. Vor allem die Schulmedizin bestreitet das teilweise und hat damit insofern recht, als es keine vorbeugenden Maßnahmen gibt, die das Adenom zuverlässig verhüten.

Eine gezielte Vorbeugung ist schwierig

Vorsorge ist umstritten

Die Vertreter der Naturmedizin dagegen sind der Auffassung, daß man durchaus vorbeugen kann und soll; auch wenn das ein Prostataadenom nicht sicher verhindert, läßt sich oft der Beginn der Erkrankung um einige Zeit hinausschieben und damit ist auch schon viel gewonnen.

Naturheilkunde befürwortet die Vorbeugung

Was vorzeitigem Altern vorbeugt, hilft auch der Adenomprophylaxe

Allgemein dient alles der Adenomprophylaxe, was auch dem vorzeitigen Altern vorbeugt. Wenn tatsächlich altersbedingte Veränderungen des männlichen Hormonhaushalts von entscheidender Bedeutung für die Ausbildung der Drüsenwucherung sind, lassen sie sich verzögern, indem man den Körper bis ins hohe Alter fit und gesund erhält.

Es würde zu weit führen, hier alle Maßnahmen zu beschreiben, die das frühzeitige Altern verhindern können, dazu gibt es genügend einschlägige Literatur.

Im Grunde besteht ein solches Vorsorgeprogramm immer aus folgenden Komponenten:

Umstellung der Zivilisationskost

- Umstellung der üblichen ungesunden Zivilisationskost auf eine vollwertige Ernährungsweise, die dem Körper alles zuführt, was er für die Erhaltung und Stärkung seiner Funktionsfähigkeit benötigt, und übermäßige Verschlackung (eine häufige, ernährungsbedingte Ursache des vorzeitigen Alterns) verhindert.

Regelmäßiges Ausdauertraining

- Ausreichendes, vor allem regelmäßiges Training der körperlichen Ausdauer durch Gymnastik und Sport, damit die Leistungsfähigkeit bis ins hohe Alter erhalten bleibt.

Genußmittel vermeiden

- Vermeidung von Genußmitteln, insbesondere Nikotin und zu viel Alkohol, die dem Körper auf verschiedene Weise schaden und die Alterung beschleunigen.

Streß abbauen

- Abbau von übermäßigem Streß, der zum vorzeitigen »Verschleiß« führt und vor allem Erkrankungen des Herz-Gefäß-Systems fördert, die wiederum zum vorzeitigen Altern beitragen.

Geistige Frische erhalten

- Schließlich (vielleicht als wichtigste Maßnahme) Erhaltung der geistigen Frische durch aktive Teilnahme und Interesse am Leben und Einprägung positiver Vorstellungen vom erfüllten Alter; dadurch bleibt man seelisch-geistig jünger, was sich auch günstig auf den Körper auswirkt.

> Mit diesen allgemeinen Maßnahmen erreicht man natürlich keine ewige Jugend, aber man schaltet einige der wichtigsten, heute weitverbreiteten Ursachen vorzeitiger Altersvorgänge soweit wie möglich aus. Das beugt nicht allein frühzeitigen hormonellen Veränderungen vor, die wahrscheinlich zum Adenom beitragen, sondern fördert allgemein die stabile Gesundheit und Lebensqualität bis ins hohe Alter.

Es ist nie zu spät, mit diesem Programm zu beginnen

Zu spät ist es nie, mit diesem Programm zu beginnen. Es hilft auch dann noch, wenn sich die ersten Alterserscheinungen bereits deutlicher bemerkbar machen. Sinnvoll ist es jedoch, damit um die Lebensmitte zu beginnen.

Neben den allgemeinen, unspezifisch wirksamen Maßnahmen bieten sich speziell zur Vermeidung oder Verzögerung des Prostataadenoms noch Diät und pflanzliche Heilmittel an. Damit wird die Prostata gezielter beeinflußt, der Erfolg der allgemeinen Vorsorge verbessert sich.

Vorsorge durch richtige Ernährung

Zu fettreiche Ernährung fördert vorzeitiges Altern

Die heute in allen westlichen Industrienationen übliche zu hohe Fettzufuhr scheint nach bisherigem Wissensstand den Hormonhaushalt von Mann und Frau ungünstig zu beeinflussen. Ob dadurch tatsächlich Prostataadenom und Prostatakrebs begünstigt werden, steht noch nicht endgültig fest, kann aber mit einiger Wahrscheinlichkeit angenommen werden. Unabhängig davon fördert eine zu fettreiche Ernährung aber mit Sicherheit das vorzeitige Altern. Deshalb gehört zur Vorsorge des Prostataadenoms in jedem Fall eine Verringerung der Fettzufuhr.

Im Durchschnitt enthält die Zivilisationskost heute täglich bis zu 130 g Fett, teilweise sogar noch mehr. Da die sehr kalorienreichen Fette in erster Linie der Energiegewinnung dienen, können sie bei der üblichen bewegungsarmen Lebensweise unmöglich verbraucht werden. Aber selbst wer viel Sport treibt oder im Beruf noch körperlich stärker beansprucht ist, kommt im allgemeinen mit wesentlich weniger Fett aus.

60 g Fett am Tag sind genug

Die Empfehlungen der Ernährungsfachleute besagen, daß die Kost bei durchschnittlicher körperlicher Beanspruchung ungefähr 60 g Fett am Tag enthalten soll, bei stärkerer körperlicher Belastung bis zu 80 g. Davon sind aber je nach Zusammenstellung der Ernährung nochmals 25–30 % »versteckte«, in den Nahrungsmitteln bereits enthaltene Fette abzuziehen, so daß als Koch- und Streichfett normalerweise etwa 40–45 g täglich erlaubt sind. Diese Fettmenge kann der Körper zur Energiegewinnung verbrauchen; sie wird weder eingelagert (was zu Übergewicht führt), noch kann sie den Hormonhaushalt stören.

Verminderung der Fettzufuhr

Die Verminderung der Fettzufuhr läßt sich z. B. durch folgende Maßnahmen einfach und ohne nennenswerte Einschränkungen und Verzichte erreichen:

- Auswahl von Nahrungsmitteln, die fettarm sind, also insbesondere Verzicht auf fette Fleisch- und Wurstwaren.
- Verzicht auf alle Genußmittel, die viel Fett enthalten, z. B. Schokolade und Torten.
- Fettarme oder fettfreie Zubereitung der Nahrung, z. B. durch Kochen, Garen im Ton-(Römer-)topf oder Grillen.
- Weniger Fett als Brotaufstrich verwenden oder ganz darauf verzichten.

Auf diese Weise wird die Fettzufuhr zuverlässig normalisiert, ohne daß man auf den Genuß beim Essen verzichten müßte. Vor einem verbreiteten Irrtum muß hier aber gewarnt werden:

Verbreiteter Irrtum

Pflanzliche Fette mit ihrem hohen Anteil an mehrfach ungesättigten Fettsäuren sind im Vergleich zu den tierischen Fetten zwar gesünder für das Herz-Gefäß-System, für die Vorbeugung des Adenoms oder Karzinoms der Prostata (und anderer Krebserkrankungen) spielt es aber keine Rolle, ob man tierische oder pflanzliche Fette gebraucht.

> Entscheidend kommt es darauf an, die Fettzufuhr insgesamt zu vermindern, auch die gesünderen Pflanzenfette dürfen nicht zu reichlich verwendet werden.

Rohkostanteil deutlich erhöhen

Zusätzlich wird dringend empfohlen, den Anteil der Rohkost an der Ernährung deutlich zu erhöhen. Mindestens 30, besser bis zu 50 % der pflanzlichen Lebensmittel sollten täglich roh verzehrt werden, bevorzugt Salate und frisches Obst, aber auch roh genießbare Gemüsesorten. Das hilft zunächst, die Fettzufuhr zu verringern, weil Rohkost praktisch kein Fett enthält (sofern man sie nicht mit Öl oder Mayonnaise anmacht). Außerdem führt die pflanzliche Kost genügend Ballaststoffe zu, die der Stuhlverstopfung und damit verbundenen Durchblutungsstörungen der Bauchorgane (auch der Prostata) vorbeugen.

Rohkost enthält kein Fett, sondern genügend Ballaststoffe

Reich an Vitaminen, Mineralstoffen, Spurenelementen und Enzymen

Als »lebendige« Nahrung ist Rohkost ferner reich an Vitaminen, Mineralstoffen, Spurenelementen und Enzymen, die vorzeitiges Altern vermeiden helfen, sie regt die Stoffwechselfunktionen an und fördert die Entgiftung und Entschlackung des Körpers.

> Mehr Rohkost und weniger Fett bilden also die Grundlagen einer gesünderen Ernährungsweise, die zu frühen Alterserscheinungen und -krankheiten vorbeugt und wahrscheinlich auch das Prostataadenom verzögern kann.

Verzehr von Fleisch und Wurst einschränken

Ergänzend sollte man auch noch den Verzehr von Fleisch und Wurst einschränken, das verbessert die Wirkung der Ernährungsumstellung. Mehr als einmal täglich, besser nur jeden 2. Tag, sollten diese tierischen Nahrungsmittel nicht gegessen werden.

Naturheilmittel zur Vorbeugung ab 40

Die Umstellung der falschen Zivilisationskost bildet die Grundvoraussetzung der Vorsorge für die Prostata. Sie kann allein schon ausreichen, aber es empfiehlt sich doch, zusätzlich durch natürliche Heilmittel vorzubeugen. Diese müssen jedoch nicht regelmäßig eingenommen werden, es genügt, wenn man 1- bis 2mal-jährlich für 2–3 Monate eine Kur durchführt.

Nach den bisherigen Erfahrungen eignen sich dazu die folgenden beiden Heilpflanzen besonders gut:

Kürbiskerne
werden in der Volksheilkunde seit langem zur Tonisierung der Blase und zur Vorbeugung von Prostataadenomen verwendet. Den besten praktischen Beweis für ihre Wirksamkeit liefert das Beispiel Siebenbürgens, wo man traditionell von Kindesbeinen an Kürbiskerne kaut und daraus hergestellten Tee trinkt; dort kommen Erkrankungen der Prostata, aber auch Blasenleiden kaum vor.

Zur Vorbeugung von Prostataadenomen

Mittlerweile wurden die Kürbiskerne auch wissenschaftlich genauer untersucht. Die Ergebnisse fielen so überzeugend aus, daß die Kommission E des Bundesgesundheitsamtes, die sich seit 1978 mit der Überprüfung der Wirksamkeit und Unbedenklichkeit von Heilpflanzen befaßt, als Anwendungsgebiete neben der Reizblase auch die Harnentleerungsstörungen bei Prostataadenomen akzeptiert hat.

Wissenschaftliche Untersuchung

> Deshalb ist das Vertrauen in die vorbeugende Wirkung der Kürbiskerne durchaus berechtigt und die kurmäßige Einnahme allen Männern etwa ab dem 40. Lebensjahr zu empfehlen.

Wirkstoffe

Nach heutigem Wissen enthalten Kürbiskerne hauptsächlich 2 Wirkstoffe, die dem Adenom vorbeugen: Glutaminsäure und Arginin.

- Die Aminosäure *Arginin* wirkt im menschlichen Stoffwechsel unter anderem beim Harnstoffzyklus mit und befindet sich auch reichlich in der Leber. Für die Vorbeugung des Prostataadenoms ist sie deshalb nützlich, weil sie der Schwellung der Drüse entgegenwirkt.

Arginin

- Auch *Glutaminsäure* gehört zu den Aminosäuren; sie spielt vor allem für den Stoffwechsel der anderen Aminosäuren und für die Funktionen des zentralen Nervensystems eine wichtige Rolle; außerdem ist sie in fast allen Körpereiweißen enthalten, vor allem im Eiweiß der männlichen Spermien. Klinische Untersuchungen ergaben, daß Glutaminsäure den erhöhten Wert an freien Aminosäuren in der Prostata verringert, so daß für die Drüsenwucherungen weniger »Bausteine« zur Verfügung stehen.

Glutaminsäure

Verringert freie Aminosäuren in der Prostata

Ob daneben auch noch andere Inhaltsstoffe der Kürbiskerne für die Vorbeugung wichtig sind, ist noch nicht genau geklärt.

Da nicht alle Kürbiskerne gleich gut wirken, empfiehlt es sich, nur fertige Zubereitungen aus der Apotheke oder dem Reformhaus mit gleichbleibendem Wirkstoffgehalt nach Gebrauchsanweisung zur kurmäßigen Vorsorge zu verwenden. Besonders gut eignen sich Kapseln, die bequem einzunehmen und genau zu dosieren sind. Wer trotzdem die Kerne vorzieht, sollte davon nach der Empfehlung der Kommission E des Bundesgesundheitsamts etwa 10 g täglich einnehmen, damit eine ausreichende Wirkung erzielt wird.

Nur fertige Zubereitungen verwenden

Kapseln sind besonders gut geeignet

Manche der fertigen Zubereitungen enthalten neben Kürbiskernen noch andere natürliche Bestandteile, vor allem:

- *Vitamin E,* das eine spezielle Wirkung auf die Geschlechtsorgane ausübt; allerdings ist seine vorbeugende Wirkung beim Prostataadenom nicht sicher nachgewiesen, obwohl man zumindest annehmen darf, daß es die altersbedingten Veränderungen des Hormonhaushalts verzögern kann.

Vitamin E

Blütenpollen

- *Blütenpollen,* die allgemein kräftigend wirken und deshalb vorzeitiges Altern verhüten; außerdem sind sie auch reich an Aminosäuren (unter anderem Arginin und Glutaminsäure), die dem Adenom gezielt vorbeugen.

Echinacea

- *Echinacea* (Sonnenhut), eine Heilpflanze mit deutlich abwehrsteigernder Wirkung; sie beeinflußt zwar nicht die Adenomentwicklung, beugt aber Infektionen der Harn- und Genitalorgane vor.

Sinnvolle Ergänzung der Hauptwirkstoffe

Unbedingt notwendig sind diese Zusatzstoffe zu den Kürbiskernen sicherlich nicht, um das Adenom zu verzögern. Eine bessere Wirkung erzielt man damit aber wahrscheinlich, weil sie die Hauptwirkstoffe der Kürbiskerne sinnvoll ergänzen. Deshalb können diese Kombinationsmittel empfohlen werden; sie sind ebenfalls rezeptfrei in Apotheken und Reformhäusern unter verschiedenen Handelsnamen erhältlich.

Brennesselsamen

Vorbeugende Wirkung ist durch Erfahrung bestätigt

wurden beim Prostataadenom wissenschaftlich noch nicht so gründlich wie die Kürbiskerne untersucht, eine Empfehlung der Kommission E des Bundesgesundheitsamts liegt deshalb nicht vor. Die Erfahrung bestätigt aber ihre vorbeugende Wirkung.

Im Vergleich zu Brennesselblättern, die man in der Volksmedizin seit langem zur allgemeinen Kräftigung und vermehrten Harnausscheidung schätzt, zeichnen sich die Samen noch durch ihren Gehalt an Sterinen aus, die wahrscheinlich für die Vorbeugung des Adenoms besonders wichtig sind.

Sterine

Als *Sterine* (Sterole) bezeichnet man eine Gruppe natürlicher Stoffe (Steroide) mit fettähnlichem Charakter, die in allen lebenden Zellen vorkommen. Zu den pflanzlichen (Phyto-)Sterinen gehört insbesondere

Beta-Sitosterin

das *Beta-Sitosterin,* das nach heutigem Wissensstand Schwellungen des Prostatagewebes vorbeugt, die Kraft der Blasenmuskulatur erhöht und die Harnentleerung normalisiert. Deshalb wird der Wirkstoff inzwischen auch zur Therapie des Adenoms verwendet.

Fertige Zubereitungen verwenden

Brennesselsamen gebraucht man am besten in fertiger Zubereitung aus der Apotheke oder dem Reformhaus nach Gebrauchsanweisung; unter anderem werden sie als Tonikum in flüssiger Form angeboten. Angaben zur Mindestdosierung liegen von der Kommission E des Bundesgesundheitsamts bisher nicht vor.

Sitosterin gibt es auch isoliert in Kapseln, die jedoch der Behandlung des bestehenden Adenoms vorbehalten bleiben. Zur Vorbeugung genügen die Brennesselsamen, die noch weitere Wirkstoffe zur allgemeinen Gesundheitsvorsorge enthalten. Das reine Sitosterin stammt zum Teil aus der tropischen Heilpflanze *Hypoxis rooperi,* die von einigen Naturvölkern seit langem bei Prostata- und Blasenkrankheiten verwendet wird.

Weitere Naturheilmittel sind nicht erforderlich

Weitere Naturheilmittel sind zur Vorbeugung des Adenoms nicht erforderlich. Wenn das Anfangsstadium ohne subjektive Beschwerden bereits besteht, werden zur Verzögerung des weiteren Verlaufs die später genannten Arzneimittel eingesetzt.

Frühdiagnose durch Vorsorgeuntersuchungen

Das Adenom sollte so früh wie möglich behandelt werden

Die Chancen, ein Prostataadenom lange Zeit stationär zu halten, so daß keine nennenswerten subjektiven Beschwerden und Komplikationen auftreten, sind im allgemeinen desto günstiger, je früher es diagnostiziert und behandelt wird. Da anfangs keine belastenden Symptome auftreten, die den Patienten zur ärztlichen Untersuchung veranlassen, ist die beginnende Wucherung im Frühstadium nur dann zu erkennen, wenn regelmäßig eine Vorsorgeuntersuchung durchgeführt wird. Diese ist außerdem notwendig, um das Prostatakarzinom rechtzeitig zu diagnostizieren.

Die Untersuchung zur Früherkennung von Prosta-

Ab dem 45. Lebensjahr jährliche Vorsorgeuntersuchung

taerkrankungen sollte ab dem 45. Lebensjahr einmal jährlich vorgenommen werden. Darauf hat jedes Mitglied einer Krankenkasse einen gesetzlichen Anspruch. Trotzdem wird diese Möglichkeit nur von wenigen Männern genützt; falsche Scham und Angst vor der Diagnose stehen meist hinter dieser Gleichgültigkeit, die sich verhängnisvoll auswirken kann.

Die Routineuntersuchung ist einfach und schmerzlos

Die Routineuntersuchung der Prostata ist einfach und schmerzlos, wird aber teilweise als unangenehm empfunden. Sie erfolgt rektal-digital, das heißt mit dem Finger, den der Arzt etwa 2 cm weit in den Enddarm einführt. Der Patient läßt sich dazu entweder auf Knie und Ellbogen nieder oder liegt mit gespreizten, im Hüft- und Kniegelenk gebeugten Beinen auf dem Rücken, wobei das Gesäß am Rand der Unterlage für die Untersuchung zugänglich wird.

Was kann der Arzt erkennen?

Beim Betasten mit dem Finger kann der Arzt die Größe, Ausbreitung, Konsistenz und Oberfläche der Prostata beurteilen.

Ergibt sich dabei ein Verdacht auf eine Prostataerkrankung läßt sich durch Fingerdruck auf die Drüse und Samenbläschen gleich Sekret auspressen; es tritt durch die Harnröhre aus und wird mikroskopisch und auf Krankheitserreger untersucht.

Je nach Befund dieser Standarduntersuchung können weitere diagnostische Maßnahmen durchgeführt werden, um einen Krankheitsverdacht genauer abzuklären. Dazu kommen vor allem noch folgende Maßnahmen in Frage:

Weitere diagnostische Maßnahmen

- *Harnuntersuchung (Urinstatus),* bei der man die Zusammensetzung des Urins überprüft, insbesondere auch Infektionen feststellt; dazu gibt es heute Teststreifen, die dem Arzt durch chemische Reaktion mit dem Harn eine rasche Diagnose erlauben, zum Teil sind aber auch mikroskopische Untersuchungen notwendig.
- *Urographie,* beider Nieren, Nierenbecken, Harnleiter und Blase röntgenologisch untersucht werden.
- *Urethrozystographie,* die röntgenologische Unter-

suchung der Harnblase und Harnröhre mit Hilfe von Kontrastmitteln.

- *Transrektale Prostatasonographie,* bei der ein Ultraschallkopf in den Enddarm eingeführt wird, um Größe, Form und andere Merkmale der Drüse zu beurteilen; dieses Verfahren wird vor allem angewendet, wenn Verdacht auf Krebs besteht.
- *Zystoskopie* mit einem Blasenspiegel, der durch die Harnröhre eingeführt wird und eine genaue Inspektion des Blaseninneren ermöglicht.
- *Harnfluß-(Uroflow-)test,* bei dem mit einem einfachen Gerät gemessen wird, wieviel Urin innerhalb einer bestimmten Zeit entleert wird; verringerte Werte deuten auf ein Prostataadenom hin.
- *Biopsie der Prostata,* bei der man vom Enddarm her oder durch den Damm Gewebe aus der Drüse entnimmt, um Zellveränderungen festzustellen; auch diese Untersuchung wird vornehmlich beim Verdacht auf ein Karzinom durchgeführt.

Nicht jede Untersuchung ist bei jedem Patienten erforderlich

Längst nicht alle dieser Untersuchungen sind bei jedem Patienten erforderlich, um zu einer genauen Diagnose zu gelangen. In unklaren Fällen muß aber die ganze Palette diagnostischer Methoden ausgeschöpft werden, denn vom genauen Untersuchungsergebnis hängt die weitere Therapie ab. So unangenehm manche dieser Untersuchungen auch sind, man darf sie nicht unnötig aufschieben.

Nicht aufschieben!

Die Therapie des Prostataadenoms

Das Organ erhält seinen früheren Zustand nicht zurück

Grundsätzlich kann man beim Adenom der Vorsteherdrüse keine Heilung in dem Sinn erreichen, daß das Organ wieder seine frühere Beschaffenheit erhält. Zwar gibt es vereinzelte Erfahrungsberichte, nach denen eine vollständige Rückbildung der Wucherung nach längerer Therapie mit Naturheilverfahren erzielt worden sein soll, aber diese Ergebnisse sind fraglich.

Meist gelingt nur ein Stillstand

Was in vielen Fällen gelingt, ist ein Stillstand der Wucherung oder zumindest eine Verzögerung ihres weiteren Wachstums sowie die Normalisierung der Harnentleerungsstörungen und die Vorbeugung von Komplikationen. Dazu muß die Therapie aber frühzeitig beginnen und dauernd fortgesetzt werden. Unter dieser Voraussetzung läßt sich eine chirurgische Behandlung vermeiden oder auf einen späteren Zeitpunkt verschieben.

Konservative Behandlung

Die konservative Behandlung besteht hauptsächlich aus pflanzlichen und/oder homöopathischen Heilmitteln, ergänzt durch Diät und physikalische Maßnahmen. In manchen Fällen müssen auch Arzneimittel mit chemischen Bestandteilen verabreicht werden. Erzielt man keine dauernde Besserung und Beschwerdefreiheit oder drohen Komplikationen, führt an der Operation kein Weg mehr vorbei.

Medikamentöse Behandlung

Gute Verträglichkeit ist wichtig

Bei einer Arzneitherapie, die dauernd durchgeführt werden muß, kommt es entscheidend auf die gute Verträglichkeit an, sonst könnten die Nebenwirkungen schlimmer als die eigentliche Krankheit werden.

Deshalb bevorzugt man beim Prostataadenom natürliche Heilmittel, die auch bei ständiger Einnahme frei von unerwünschten Nebenwirkungen bleiben. Wenn der Zustand damit allein nicht zufriedenstellend gebessert wird, können auch chemische Mittel angezeigt sein, die man zusätzlich so kurz wie möglich gibt.

Natürliche Heilmittel sind frei von Nebenwirkungen

Auswahl und Verordnung der Arzneimittel bleiben stets dem Arzt vorbehalten, obwohl die Naturheilmittel meist rezeptfrei erhältlich sind. Da eine regelmäßige ärztliche Betreuung notwendig ist, darf man sich nicht selbständig behandeln.

Nicht selbständig behandeln

Naturheilmittel zur Langzeittherapie

Die Naturheilkunde kennt verschiedene Arzneimittel, die gut wirksam und auch bei ständiger Einnahme verträglich sind. Teils handelt es sich um pflanzliche oder homöopathische Medikamente, teils um Kombinationen pflanzlicher und homöopathischer Wirkstoffe, die einander ergänzen. Die Wirksamkeit einiger dieser Heilmittel wurde inzwischen bereits durch klinische Untersuchungen wissenschaftlich bestätigt.

Pflanzliche Arzneimittel

Auch beim bestehenden Adenom helfen die pflanzlichen Wirkstoffe gut, wenn sie frühzeitig und regelmäßig eingenommen werden. Insbesondere im Frühstadium und im Reizstadium können sie noch für lange Zeit (vielleicht lebenslang) die Symptome völlig zum Verschwinden bringen, weil die Wucherung der Drüse dadurch abschwillt; außerdem wird Komplikationen vorgebeugt. Im beginnenden Stadium der Blaseninsuffizienz und Harnverhaltung sind diese Mittel ebenfalls noch angezeigt. In fortgeschrittenen Fällen und im Endstadium dagegen eignen sie sich nur noch zur ergänzenden Therapie und Nachbehandlung im Anschluß an die dann meist erforderliche Operation.

Können Symptome völlig zum Verschwinden bringen

Im Endstadium nur als Ergänzungstherapie

Zwei der geeigneten Heilpflanzen lernten wir bereits bei der Vorbeugung kennen: Kürbiskerne und Brennesselsamen. Zur Therapie des Prostataadenoms gebraucht man nicht nur die Samen, sondern auch Extrakte aus Brennesselwurzeln in fertiger Zubereitung. Wie Sabalfrüchte vermindern auch sie die Wachstumsreize, die DHT (s. S. 56) auf die Prostatazellen ausüben. Somit kann nicht nur das Adenom, sondern unterstützend auch das Karzinom der Prostata therapeutisch beeinflußt werden. Die optimale Wirkung wird erzielt, wenn Zubereitungen aus Brennesseln mit der Sägezahnpalme kombiniert werden.

Extrakte aus Brennesselwurzeln vermindern die Wachstumsreize

Kürbiskerne und Brennesselsamen werden beim bestehenden Adenom immer in Form fertiger Zuberei-

Fertige Zubereitungen mit standardisiertem Wirkstoffgehalt

tungen mit standardisiertem Wirkstoffgehalt verwendet, damit eine gleichbleibende Zufuhr der wirksamen Bestandteile gewährleistet ist. Die Einnahme erfolgt genau nach Verordnung des Arztes und darf nicht eigenmächtig abgebrochen werden, wenn sich die Symptome gebessert haben, sonst kann es bald zu Rückfällen kommen.

Sägezahn-(Sabal-)palme

Vermehrt gebraucht man seit einiger Zeit auch die Früchte der *Sägezahn-(Sabal-)palme*, die inzwischen wissenschaftlich so gut untersucht sind, daß ihre Anwendung beim Prostataadenom auch von der Kommission E des Bundesgesundheitsamts akzeptiert wird. In verschiedenen klinischen Untersuchungen stellte die in den Südstaaten der USA heimische Heilpflanze vor allem die folgenden Wirkungen unter Beweis:

Wirkungen

- Beeinflussung der hormonellen Vorgänge in der Prostata, die für die Entwicklung des Adenoms mitverantwortlich sind.
- Abschwellende und entzündungshemmende Wirkung auf das Prostatagewebe, so daß auch den oft als Komplikation auftretenden Entzündungen der Drüse begegnet wird.
- Tonisierung der Harnblase mit Besserung der Harnentleerungsstörungen und Verringerung des in der Blase verbleibenden Restharns.

Kann den programmierten Zelltod in Gang setzen

Mittlerweile ist die Wirkungsweise der Sägezahnpalme gut geklärt. Sie greift in wichtige Ursachen der Prostatavergrößerung ein. Erstaunlich war zum Beispiel die Erkenntnis, daß diese Heilpflanze in der Lage ist, bei alten Zellen den programmierten Zelltod (Apoptose, s. S. 28) in Gang zu setzen. Dadurch entsteht genügend Raum für die neuen Zellen, das Prostataadenom wird verhindert oder zumindest aufgehalten, auch das Krebsrisiko sinkt.

Krebsrisiko sinkt

Kann Dehydrotestosteron vermindern

Wichtig ist ferner, daß die Sägezahnpalme das männliche Hormon Dihydrotestosteron in der Prostata vermindern kann, indem sie das Enzym 5-alpha-R hemmt (s. S. 24). Weniger Dihydrotestosteron bedeutet weniger Wachstumsreize auf die Prostata, beugt also der Drüsenvergrößerung und bis zu einem gewissen Grad auch dem Prostatakarzinom vor.

Cyclooxygenase-2

Ein weiterer Wirkungsmechanismus betrifft das Enzym Cyclooxygenase-2 (COX-2, s. S. 28). Es produziert Entzündungsstoffe, die das Wachstum von Prostatazellen fördern, unter anderem durch vermehrte Neubildung von Blutgefäßen im Adenom oder Karzinom der Drüse. Die Aktivität dieses Enzyms wird durch Arzneimittel mit Sägezahnpalme vermindert, das Risiko der Vergrößerung und wohl auch der krebsigen Entartung nimmt damit ab.

Besonders hervorzuheben ist, daß die Zubereitungen aus der Sägezahnpalme sich in Vergleichsstudien als ebenso wirksam erwiesen wie die chemischen Arzneimittel mit 5alpha-R-Hemmern (s. S. 60 f.), z. B. das Standardmedikament Finasterid®. Somit eignet sich das pflanzliche Arzneimittel als vollwertige Alternative zu den synthetischen Medikamenten.

Sabalfrüchte können uneingeschränkt empfohlen werden.

Aufgrund dieser Ergebnisse können die Sabalfrüchte in fertiger Arzneizubereitung zur Therapie des Prostataadenoms uneingeschränkt empfohlen werden. Insbesondere wurden auch bei Langzeiteinnahme keine Kontraindikationen, unerwünschte Begleiterscheinungen und Wechselwirkungen mit anderen Medikamenten festgestellt.

Meist zusätzliche Wirkstoffe in Medikamenten aus Sabalfrüchten

Meist enthalten die Medikamente aus Sabalfrüchten zusätzlich andere Wirkstoffe, vor allem die bereits genannten Brennesseln und Extrakte aus der Zitterpappel, die ebenfalls günstig auf das Urogenitalsystem wirken. Dadurch wird eine umfassendere therapeutische Wirkung erzielt, weil die einzelnen Bestandteile einander ergänzen und unterstützen. Welche Fertigarzneimittel verwendet werden sollen, entscheidet der Arzt.

Afrikanischer Pflaumenbaum

Neu zugelassen wurden zur Therapie des Prostataadenoms fertige Zubereitungen aus dem *Afrikanischen*

Pflaumenbaum (Pygeum africanum). Wissenschaftliche Untersuchungen ergaben, daß er gleichfalls die Bindung von DHT (s. o.) an die Prostatazellen vermindert. In den Studien erzielte man mit Pygeum africanum bei doppelt so vielen Männern eine Wirkung wie in der Vergleichsgruppe, die nur ein Placebo erhielt. Die Restharnbildung verminderte sich um fast ein Viertel, der nächtliche Harndrang um etwa 19 %. Die Verträglichkeit der exotischen Heilpflanze war gut. Aber auch dazu gilt, daß die Kombination mit Sabalfrüchten die besten therapeutischen Effekte ergibt. Die Verordnung bleibt wie üblich dem Therapeuten vorbehalten.

Sägezahnpalme steht an 1. Stelle der pflanzlichen Heilmittel

Wertet man die Erfahrungen und Erkenntnisse zu den verschiedenen pflanzlichen Heilmitteln aus, steht an vorderster Stelle zweifellos die Sägezahnpalme. Medikamente damit beeinflussen praktisch alle Ursachen des Prostataadenoms, die zur Zeit diskutiert werden. In der Regel gehören diese Arzneimittel also zur Standardtherapie und ersetzen meist chemische Medikamente. Eine Kombination mit den oben genannten anderen pflanzlichen Zubereitungen kann die Wirksamkeit wohl oft verbessern, ist aber nicht in jedem Fall notwendig.

Beta-Sitosterin

Im weiteren Sinn gehören auch die aus Heilpflanzen gewonnenen Beta-Sitosterine (siehe Brennesselsamen, S. 50), die isoliert zu Arzneimitteln verarbeitet werden, zu den pflanzlichen Heilmitteln. Sie haben sich ebenfalls gut zur Behandlung bewährt. Allerdings fehlen bei solchen Medikamenten die anderen Inhaltsstoffe der Pflanzen, die neben den Sterinen für die Wirkung auch wichtig sein können. Trotzdem spricht nichts gegen einen Versuch mit den isolierten Sitosterinen, wenn der Arzt ein entsprechendes Medikament verordnet.

Homöopathische Heilmittel

Es führte zu weit, im Rahmen dieses Buchs die homöopathische Behandlung genauer zu erklären. Dazu gibt es genügend einschlägige, auch für medizinische Laien gut verständliche Literatur.

Vereinfacht gesagt versucht die Homöopathie, durch hochverdünnte pflanzliche, mineralische, tierische, teilweise auch chemische Arzneistoffe die körpereigenen Selbstheilungskräfte so anzuregen, daß sie die Symptome und Ursachen einer Krankheit wieder beseitigen können. Dieses Wirkungsprinzip, das der Arzt *Samuel Hahnemann* vor etwa 200 Jahren entdeckte, wird von der offiziellen Medizin zwar nicht anerkannt, in der Praxis wird es aber immer wieder bestätigt.

Wirkungsprinzip der Homöopathie

Samuel Hahnemann

Auch beim Prostataadenom kann man durch homöopathische Mittel gute Ergebnisse erzielen. Vor allem die Harnentleerungsstörungen lassen sich dadurch gut beeinflussen und die Schwellungen wieder zurückbilden. Völlige Heilung erreicht man aber auch mit Hilfe der Homöopathie nicht, obwohl vereinzelt darüber berichtet wird.

Harnentleerungsstörungen können durch Homöopathie beeinflußt werden

Homöopathische Medikamente führen nie zu unerwünschten Neben- und Wechselwirkungen und sind in der Regel rezeptfrei erhältlich. Trotzdem eignen sie sich nicht zur Selbsthilfe. Die Auswahl des individuell richtigen Mittels erfordert nämlich fundierte Fachkenntnisse und viel Erfahrung. Es gibt nicht das eine homöopathische Medikament für alle Patienten mit Prostataadenom, sondern eine größere Zahl, aus der man das im Einzelfall am besten geeignete sorgfältig auswählen muß. Deshalb sollen hier nur einige Standardmittel kurz zur Information angeführt werden:

Keine Neben- und Wechselwirkungen

Keine Selbsthilfe

Standardmittel

- *Cantharis* (Spanische Fliege) empfiehlt sich bei Harndrang, insbesondere wenn er von brennenden Schmerzen begleitet wird.

Cantharis

- *Chimophila* (Wintergrün) gibt man oft bei nächtlichem Harndrang, allgemein bei Harnentleerungsstörungen und bei längeren Blasen- und Nierenbeckenentzündungen.

Chimophila

- *Ferrum picrinicum* (eine Eisenverbindung) hat sich im Reizstadium des Adenoms mit verstärktem Harndrang bewährt, versuchsweise auch bei unkontrolliertem Harnabgang.

Ferrum picrinicum

- *Magnesium carbonicum* (Magnesiumkarbonat) zur Linderung der Beschwerden beim Adenom.

Magnesium carbonicum

Populus tremuloides

- *Populus tremuloides* (Zitterpappel, Espe) kommt bei ständigem Harndrang und Blasenentzündung in Frage.

Sabal serrulatum

- *Sabal serrulatum* (Sägezahnpalme), die bei den pflanzlichen Heilmitteln schon beschrieben wurde, verwendet man auch in der Homöopathie, zum Teil unverdünnt als Urtinktur.

Solidago

- *Solidago* (Goldrute) wird allgemein bei Störungen der Harnentleerung gebraucht, insbesondere auch zum Schutz der Nieren.

Staphisagria

- *Staphisagria* (Stophanskraut, Läusepfeffer) gibt man vor allem bei Harnträufeln und Entzündungen der Harnröhre.

Keine schnelle Wirkung

Die Homöopathie verfügt also über genügend Heilmittel, um eine individuell auf das Krankheitsbild abgestimmte Therapie durchzuführen. Eine rasche Wirkung darf man nicht erwarten, denn es dauert einige Zeit, ehe die körpereigenen Selbstheilungskräfte die Beschwerden lindern können. Deshalb kombiniert man in manchen Fertigarzneimitteln die rascher wirkenden pflanzlichen Stoffe mit den langsamer, tiefgreifend wirksamen homöopathischen Mitteln.

Komplexhomöopathie

Da die Auswahl der individuell richtigen homöopathischen Medikamente oft schwierig ist, gibt man nicht selten gleichzeitig mehrere Standardmittel, die sich bei vielen Patienten bewährt haben, in Komplexpräparaten. Diese Komplexhomöopathie entspricht zwar nicht mehr den Regeln der klassischen Homöopathie, vereinfacht aber die Behandlung und hat sich in der Praxis ebenfalls bewährt. Die Entscheidung für oder gegen ein Komplexmittel hängt nicht zuletzt auch davon ab, wie gut sich der Arzt in der klassischen Homöopathie auskennt.

Medikamente mit chemischen Wirkstoffen

Geringe Auswahl

Die Auswahl an Prostata-Arzneimitteln mit chemischen Bestandteilen ist relativ gering, weil man damit in der Regel auch keine besseren Ergebnisse als mit pflanzlichen und homöopathischen Medikamenten erzielt. Sinnvoll sind allenfalls jene, die neben natürlichen Wirkstoffen noch chemische krampf- und schmerzstillende Substanzen enthalten, die bei stärkeren Beschwerden vorübergehend angezeigt sein können. Ansonsten bieten chemische Stoffe im Vergleich zu den natürlichen keine Vorteile, führen aber nicht selten zu erheblichen Nebenwirkungen.

Keine Vorteile der chemischen Stoffe

Früher versuchte man, das Adenom durch männliche, teilweise auch durch weibliche Geschlechtshormone zu beeinflussen. Diese Therapie hat sich nicht bewährt; sie konnte viele Nebenwirkungen verursachen und sogar Karzinome der Prostata fördern. Deshalb wird sie heute praktisch nicht mehr durchgeführt.

Männliche Hormone

Wenn als Komplikationen bakterielle Entzündungen der Harnwege, des Nierenbeckens oder gar der Nieren auftreten, können bis zu deren vollständiger Ausheilung Antibiotika angezeigt sein.

Antibiotika

Bei banalen Harnröhren- und Harnblasenentzündungen kann zunächst ein Versuch mit harndesinfizierenden (wie Bärentraube) und abwehrsteigernden (Echinacea) Heilpflanzen, ergänzt durch homöopathische Mittel, empfohlen werden. Heilt die Infektion dadurch aber nicht bald aus, muß doch ein Antibiotikum verwendet werden. Unverzichtbar sind die Antibiotika bei Nierenentzündungen.

Ergänzende physikalische Behandlung

Zur physikalischen (Physio-)Therapie gehören alle Naturheilverfahren, die Wasser, Wärme, Kälte, Licht, Luft und Massagen anwenden. Im weiteren Sinn kann man auch die Bewegungstherapie dazu rechnen. Beim Prostataadenom kommen physikalische Maßnahmen immer nur ergänzend in Betracht, allein dadurch erzielt man keine ausreichende Wirkung. Gut bewährt haben sich folgende Anwendungen, die selbständig zu Hause durchgeführt werden:

Nur ergänzende Behandlung

Sitzbäder

Durchführung

führt man 2- bis 4mal wöchentlich, nach Besserung 1- bis 2mal pro Woche durch. Das Wasser reicht dabei bis zur Nierengegend und bedeckt die Oberschenkel etwa bis zur Mitte. Wenn man eine spezielle Sitzbadewanne verwendet, stehen die Füße auf einem Schemel davor; badet man in der üblichen Wanne im Badezimmer, legt man die Füße auf deren Rand.

Der Körper wird von den Schultern bis zu den Füßen mitsamt der Wanne in große Decken eingehüllt, damit keine Wärme entweichen kann und man nicht fröstelt, der Raum muß ausreichend warm sein.

Dauer

Das Sitzbad dauert 15–20 Minuten, die Wassertemperatur soll bei 38–39 °C liegen. Fühlt man sich unwohl oder schwindlig, wird das Bad sofort unterbrochen und bis zur Besserung geruht; ehe man in solchen Fällen wieder ein Sitzbad durchführt, ist der Arzt zu befragen. Nach dem Bad ruht man noch ½–1 Stunde warm zugedeckt im Bett.

Durch Zusätze verbessert man die Wirkung des Sitzbads; in Frage kommen vor allem:

Zusätze

- *Ackerschachtelhalm* (Zinnkraut), von dem man 100 g auf 2–2,5 l kochendes Wasser gibt, 10 Minuten zugedeckt ziehen läßt, abseiht und den Tee dann in das Badewasser gießt;
- *Lehm* (Heilerde), den man in Apotheken und Reformhäusern erhält und nach Gebrauchsanweisung verwendet; im allgemeinen gibt man 1–1,5 kg davon auf ein Sitzbad und verteilt ihn gut im Badewasser.

Reibesitzbäder

wirken besonders gut auf die Harn- und Geschlechtsorgane, zum Teil werden sie auch besser als warme Sitzbäder vertragen; sie können täglich durchgeführt werden.

Durchführung

Man stellt dazu einen Schemel in die Badewanne und füllt kaltes Wasser ein, bis es zur Sitzfläche des Schemels reicht. Dann setzt man sich darauf und legt die Füße auf den Rand der Wanne; beim Gebrauch einer speziellen Sitzbadewanne stehen sie außen auf einem Schemel.

Nun spritzt man mit den Händen immer wieder kaltes Wasser auf die Genitalregion und den Unterbauch und verreibt es kräftig mit einem groben Tuch oder Schwamm, das fördert vor allem die Durchblutung.

Dauer

Nach 15–20 Minuten beendet man die Behandlung, reibt den ganzen Körper mit einem trockenen Tuch kräftig ab und ruht dann noch ½ Stunde warm zugedeckt im Bett. Der Raum, in dem die Anwendung stattfindet, muß ausreichend erwärmt sein.

Unterleibsdämpfe

wirken ähnlich wie das Sitzbad und können anstelle dieser Anwendung 2- bis 4mal wöchentlich, nach Besserung 1- bis 2mal pro Woche durchgeführt werden.

Durchführung

Man benötigt dazu einen Stuhl mit Sitzfläche aus dampfdurchlässigem Rohrgeflecht. Darauf setzt man sich mit entkleidetem Unterkörper, die Füße stehen davor auf einer Matte. Von den Hüften abwärts (der Oberkörper bleibt bekleidet) hüllt man sich zunächst mitsamt dem Stuhl in ein großes Leintuch, darüber kommt eine große Wolldecke; beide müssen bis zum Boden reichen, damit kein Dampf entweicht.

Dauer

Nun wird ein großer Topf mit kochendem Wasser unter den Stuhl geschoben, so daß der Dampf nach oben zum Unterleib strömt. Nach 10–12 Minuten beendet man den Dampf und ruht noch mindestens ½ Stunde im warmen Bett.

Regelmäßige Bewegung

Neben diesen Wasseranwendungen ist vor allem noch regelmäßige Bewegung zu empfehlen. Sie sorgt für bessere Durchblutung im Bauchraum, die auch für die Prostatafunktionen wichtig ist, und fördert überdies die regelmäßige Stuhlentleerung (Verstopfung verschlimmert die Adenombeschwerden) Außerdem beugt regelmäßiges Training dem vorzeitigen Altern vor und kann allgemein die Funktionen der Hormondrüsen fördern.

Gymnastik

Grundlage des Trainings bilden regelmäßige Gymnastikübungen, die man am besten morgens gleich nach dem Aufstehen und abends vor dem Schlafengehen absolviert. Für Anfänger genügen 2mal täglich je 5 Minuten, später steigert man langsam auf 10 Minuten am Morgen und Abend und behält das zum Dauertraining bei.

Es gibt eine Vielzahl gymnastischer Übungen, aus denen man sich das persönlich am besten zusagende Trainingsprogramm zusammenstellt. Wer nicht in einem Sportstudio oder -verein unter fachlicher Anleitung die Übungen erlernen will, besorgt sich dazu einen Ratgeber mit zahlreichen Übungsbeispielen.

Wichtig ist, daß man jeden Tag die Bauch- und Rückenmuskulatur, die großen Arm- und Beingelenke und die Füße trainiert, um den ganzen Körper zu beeinflussen. Spezielle Übungen für die Prostata gibt es nicht, das Programm kann also nach Belieben zusammengestellt werden. Einzelne Übungen sollen hier nicht herausgegriffen werden, damit sich der Leser nicht darauf festlegt.

Keine speziellen Übungen für die Prostata

Anfangs fällt es oft schwer, die Übungen genau nachzuvollziehen, weil man im Lauf der Zeit ziemlich unbeweglich geworden ist. Das darf man nicht zu erzwingen versuchen, sonst kommt es leicht zur Überanstrengung und zu Verletzungen. Durch beharrliches Üben gelingt das Training allmählich immer besser.

Sport

Auch beim *Sport,* der zusätzlich zur Gymnastik 3- bis 4mal wöchentlich absolviert wird, muß jede Überforderung vermieden werden. Ungeübte sollten mit 5–15 Minuten beginnen, je nach persönlicher Leistungsfähigkeit. Allmählich steigert man dann auf mindestens 3mal wöchentlich je 30 Minuten als Dauertraining.

Körperliche Ausdauer und Beweglichkeit verbessern

Geeignet sind nur Sportarten, mit denen man die körperliche Ausdauer und Beweglichkeit allmählich deutlich verbessert und möglichst viele Muskelgruppen beansprucht, kein Hochleistungssport oder Übungen, die nur einen kurzen hohen Kraftaufwand erfordern. Hauptsächlich kommen flottes Gehen (etwa 6 km/h), Dauerlaufen (Joggen), Radfahren, Schwimmen, im Winter auch Skilanglauf in Frage.

Wenn man sich keinem Lauftreff oder Sportclub mit fachlicher Leitung anschließen will, sollte man auch dazu einen ausführlichen Ratgeber kaufen, in dem die einzelnen Sportarten und Techniken genau beschrieben werden. Die Anweisungen müssen genau befolgt werden, sonst drohen Sportschäden und Verletzungen.

Zunächst gründliche Untersuchung durch den Arzt

Ehe man mit dem Bewegungsprogramm beginnt, empfiehlt sich dringend eine gründliche Generaluntersuchung. Wenn der Arzt dabei Gesundheitsstörungen feststellt, müssen beim Training zum Teil bestimmte individuelle Einschränkungen und Vorsichtsmaßnahmen beachtet werden.

Gymnastik und Sport sollen Spaß machen

Gymnastik und Sport darf man nicht verbissen nur um der Gesundheit willen betreiben, sondern als Hobby, das Spaß macht. Gerade für Männer im mittleren Lebensalter, die Angst vor dem beginnenden Altern haben, kann die Erfahrung, daß sie ihre körperliche Leistungsfähigkeit im Vergleich zu jüngeren Jahren durch regelmäßiges Training sogar noch steigern können, sehr wichtig für das Selbstwertgefühl und die Stimmungslage sein. Sie erleben, daß sie keineswegs schon zum alten Eisen gehören, und gewinnen wieder mehr Lebensfreude und positive Einstellungen. Da Körper und Psyche eine Einheit bilden, wirkt sich das indirekt auch günstig auf die Prostataerkrankung aus.

Wichtig für das Selbstwertgefühl

Diätetische Maßnahmen

Es gibt keine Prostatadiät

Es wäre verkehrt, von einer speziellen Prostatadiät zu sprechen, die gibt es nicht. Einige Veränderungen der Ernährung sind zur ergänzenden Therapie aber notwendig, weil sie die Wirkung der Arzneimittel und anderen Maßnahmen unterstützt.

Ob nach der Diagnose eines Prostataadenoms für einige Zeit eine strenge Diät eingehalten werden soll, hängt vom individuellen Befund ab und wird mit dem Arzt besprochen. Grundsätzlich gilt, daß Diät desto wichtiger ist, je weiter das Adenom fortgeschritten ist, je mehr Beschwerden es bereits verursacht. Im Früh- oder Reizstadium kann man oft gleich zur dauernden Ernährungsweise (s. S. 68) übergehen.

Einleitende Diättherapie

Da die Schulmedizin der Diät beim Adenom viel zu wenig Bedeutung beimißt, muß man die einleitende Ernährungstherapie oft mit einem biologisch orientierten Therapeuten besprechen, denn sie wird individuell auf den Patienten abgestimmt.

Individuell auf den Patienten abstimmen

Wir können hier nur die allgemeinen Diätrichtlinien angeben, die je nach Einzelfall variiert werden. Sie beruhen auf der von Dr. Bircher-Benner eingeführten »vegetabilen Vollrohkost«, die eine allgemeine Umstimmung mit starker Aktivierung der körpereigenen Selbstheilungskräfte bewirkt. Diese Ernährungsweise kann schon bald zur Abschwellung der Prostata und Besserung der Harnentleerungsstörungen beitragen. Wie lange die Diät beibehalten werden muß, kann nur der Arzt bestimmen.

Vegetabile Vollrohkost

Die Diät besteht ausschließlich aus nichterhitzter (naturbelassener) frischer pflanzlicher Kost, die als »lebendige« Nahrung die Körper- und Abwehrfunktionen optimal fördert.

Ausschließlich frische pflanzliche Kost

Alle Lebensmittel sollten aus kontrolliertem biologischem Anbau stammen (am besten aus dem Reformhaus), damit keine vermeidbaren Schadstoffe und Rückstände darin enthalten sind.

Aus kontrolliertem biologischem Anbau

Im Mittelpunkt der Diät stehen *pflanzliche Kohlenhydrate,* also Salate, Obst, Gemüse und Vollkorngetreide. Sie sind reich an Vitaminen, Mineralstoffen, Spurenelementen, Enzymen und den für die Darmentleerung unentbehrlichen Ballaststoffen. Während man alle Salat- und Obstsorten roh verzehren kann, muß man sich beim Gemüse während der Diät auf jene be-

Pflanzliche Kohlenhydrate stehen im Mittelpunkt

schränken, die ohne Erhitzung gegessen werden können.

Möglichst viele verschiedene Sorten täglich

Man verwendet jeden Tag möglichst viele verschiedene Sorten, denn erst die Vielfalt gewährleistet eine ausreichender Versorgung mit allen Vitalstoffen und sorgt für Abwechslung bei der Diät.

Säfte

Neben fester Rohkost gibt man auch naturbelassene Obst-, Gemüse- und Kräutersäfte. Sie sind ebenfalls reich an Vitalstoffen und decken teilweise den Flüssigkeitsbedarf.

Müsli und Frischkornbrei

Vollkorngetreide und Getreideschrot verwendet man zusammen mit Obst und Gemüse zum Müsli und Frischkornbrei. Brot wird während der strengen Rohkostdiät nicht verzehrt. Müsli und Frischkornbrei bereitet man in zahlreichen Variationen zu, Rezepte dazu gibt es im Reformhaus.

Eiweißergänzung

Um bei einer längeren strengen Rohkostdiät Eiweißmangel zu vermeiden, ergänzt man die Ernährung durch 1 l Diät-Kurmolke am Tag; außerdem sind noch bis zu 150 g Pellkartoffeln möglich, die ebenfalls hochwertiges Eiweiß enthalten (roh kann man Kartoffeln nicht verzehren). Die Gefahr eines Eiweißmangels wird allerdings oft überbewertet, bei einer kurzen Diät muß man ihn nicht befürchten.

Nüsse und Samen

Keimöle

Ferner verwendet man in der Diät noch Nüsse und Samen, die gerieben zur Rohkost gegeben werden, und mäßig hochwertige Keimöle, die man zur Zubereitung der Rohkost verwendet. Auch dadurch wird ein Teil des Eiweißbedarfs gedeckt; außerdem erreicht man damit eine höhere Kalorienzufuhr, die vor allem bei längerer Diät zur Erhaltung der Leistungsfähigkeit notwendig ist.

Kräuter zum Würzen

Verzicht auf Salz und Zucker

Zum Würzen der Rohkost sind nur frische Kräuter erlaubt, vor allem Knoblauch, Zwiebeln und Meerrettich, außerdem wenig Honig. Auf Salz, Zucker und andere Würzmittel verzichtet man strikt.

5–6 kleinere Portionen täglich

Die Speisen verteilt man auf 5–6 kleinere Portionen über den Tag. Jede Portion wird frisch zubereitet und sofort verzehrt. Um die Lebensmittel so frisch wie möglich zu erhalten, kauft man täglich ein. Konserven sind nicht erlaubt, allenfalls kann man ausnahmsweise zwischendurch einmal Tiefkühlgemüse verwenden.

Konserven sind nicht erlaubt

Mit dieser Diät, die eine radikale Umstellung der üblichen Ernährungsweise darstellt, erzielt man eine gute ergänzende Therapiewirkung beim Prostataadenom. Sie kann unter Umständen erst die Voraussetzungen dafür schaffen, daß die anderen Heilverfahren richtig wirksam werden.

Gute ergänzende Therapiewirkung

Die dauernde Ernährungsweise

Auf Dauer kann man sich durch die vegetabile Vollrohkostdiät nicht ausreichend ernähren. Sie ist auch nicht dazu gedacht, sondern als tiefgreifend wirksame Heilnahrung. Deshalb stellt man die Kost nach Besserung der Adenombeschwerden auf vollwertige Dauerernährung um. Dazu benötigt man ein gutes Vollwertkochbuch mit genügend Rezepten und Kostplänen für den Alltag.

Vollwertige Dauerernährung

Wir beschränken uns hier darauf, die Grundsätze der Vollwertkost anzugeben, die zur allgemeinen Gesundheitsvorsorge und unterstützenden Behandlung des Adenoms beachtet werden müssen:

Grundsätze der Vollwertkost

- Einschränkung des üblichen hohen Fettverzehrs auf etwa 60 g täglich; davon sind noch 15–20 g als »versteckte« Fette in der Nahrung abzuziehen. Bevorzugt werden pflanzliche Fette und Öle verwendet, tierisches Fett nur sehr mäßig.

Fettverzehr einschränken

- Geringerer Fleisch- und Wurstverzehr, der heute in der üblichen Kost ebenfalls viel zu hoch liegt; diese Nahrungsmittel sollten höchstens einmal täglich, besser nur jeden 2. Tag gegessen werden. Man kann auch ganz darauf verzichten und sich streng vegetarisch ernähren, muß dann aber besonders auf vollwertige Zusammenstellung der Speisen achten, um Mangelkrankheiten zu vermeiden.

Weniger Fleisch und Wurst

- Verzicht auf alle denaturierten leeren Kalorienträger, die praktisch keine Vitalstoffe mehr enthalten;

Keine denaturierten Kalorienträger

dazu gehören vor allem Zucker und andere Süßigkeiten, die man als reine Genußmittel allenfalls gelegentlich sehr mäßig zu sich nehmen sollte.

Ausreichend Vollkorngetreide verzehren

- Ausreichender Verzehr von Vollkorngetreide, das teils naturbelassen zu Müsli und Frischkornbrei verwendet, teils als Vollkornbrot oder -teigwaren gegessen wird.

Reichlich Rohkost

- Reichlich Rohkost gehört zu jeder Mahlzeit und wird immer vor allen anderen Speisen verzehrt, weil sie dann am besten wirkt. Man verwendet möglichst viele Obst-, Gemüse- und Salatsorten roh. Insgesamt soll die Rohkost mindestens 1/3, besser bis zu 50 % der pflanzlichen Nahrungsmittel eines Tages ausmachen, den Rest verzehrt man schonend zubereitet.

Milch, Käse und Eier

- Milch, Käse und wenig Eier ergänzen die Ernährung und sorgen vor allem dafür, daß man ausreichend hochwertiges Eiweiß erhält.

Diese einfachen Grundregeln genügen, um die Gesundheit durch Ernährung zu pflegen und ernährungsbedingte Risiken auszuschalten. Zwar dauert es etwas, bis man sich an diese neue Ernährungsform gewöhnt hat, aber man muß auf Genuß beim Essen nicht verzichten, wenn man sich gesünder ernährt.

Zufuhr von Flüssigkeit

Versorgung mit Getränken kann problematisch sein

Die Versorgung mit Getränken kann beim Prostataadenom wegen der Harnentleerungsstörungen problematisch sein. Einerseits muß man ausreichend trinken, weil der Körper auf Flüssigkeit angewiesen ist, andererseits kann das den Harndrang verstärken, insbesondere nachts.

Diese Probleme, die nach Besserung nicht oder kaum noch bestehen, bespricht man stets mit dem Arzt. Nur er kann entscheiden, ob und wie weit die Flüssigkeitszufuhr eingeschränkt werden soll. Im allgemeinen genügen die folgenden Maßnahmen:

Allgemeine Maßnahmen

- Nicht mehr als 1,5 l (bei Hitze oder körperlicher Anstrengung mehr) am Tag trinken, nie größere Mengen auf einmal.
- Ab dem späten Nachmittag nichts mehr trinken, um den nächtlichen Harndrang zu verringern.

Keine harntreibenden Getränke

- Keine harntreibenden Getränke verwenden; dazu gehören manche Mineralwässer (die besonders stark harntreibende Wirkung wird auf dem Flaschenetikett angegeben), Hagebuttentee, Kaffee, Schwarztee und viele alkoholische Getränke, vor allem Bier.

Alkohol vermeiden

- Alkohol grundsätzlich vermeiden, da er sich oft besonders ungünstig auf die Harnentleerung auswirkt.

Auch wenn sich die Harnentleerungsstörungen durch die Therapie gebessert haben oder vollständig verschwunden sind, sollte man mit der Zufuhr von Flüssigkeit vorsichtig sein, vor allem weitgehend auf Alkohol in jeder Form verzichten.

Chirurgische Maßnahmen

Furcht der Männer vor der Operation

Die operative Behandlung des Prostataadenoms fürchten Männer zum Teil ebenso wie Frauen die Entfernung einer Brust oder der Gebärmutter. Sie fühlen sich danach nicht mehr als »richtiger Mann« und leiden seelisch erheblich darunter, obwohl das objektiv nicht gerechtfertigt ist. Die Operation wird deshalb nicht selten so lange hinausgeschoben, bis es nicht mehr anders geht, vielleicht schon gefährliche Komplikationen drohen.

Wann ist die Operation unvermeidlich?

Die Schulmedizin behandelt überwiegend chirurgisch

Die Schulmedizin behandelt das Prostataadenom vorwiegend chirurgisch, nachdem es weiter fortgeschritten ist. Die zahlreichen therapeutischen Maßnahmen, die hier beschrieben wurden, nutzt man oft viel zu wenig. Das ist falsch, denn das Adenom muß bei rechtzeitiger Therapie keineswegs so weit fortschreiten, daß man operieren muß. Allerdings gelingt es auch durch konservative Behandlung nicht in jedem Fall, das Adenom zum Stillstand zu bringen und in einem ungefährlichen Stadium zu halten.

Indikationen für den chirurgischen Eingriff

Als Indikationen für den chirurgischen Eingriff gelten vor allem:

- längere medikamentöse Behandlung, die zu keiner Besserung der erheblichen Beschwerden führt;
- drohende Komplikationen des Adenoms, die durch medikamentöse Therapie nicht zuverlässig verhindert werden können;
- Rückstau von Harn bis in die Blase oder sogar in die Nieren als hoher Risikofaktor für ernste Komplikationen.

Eine »vorbeugende« Entfernung des Adenoms ist nicht akzeptabel

Nicht zu akzeptieren ist dagegen eine »vorbeugende« Entfernung des Adenoms im frühen Stadium, wenn kaum Beschwerden bestehen, denn gerade dann erreicht man durch die medikamentöse Therapie meist noch gute Ergebnisse.

Ein ausgedehntes Adenom muß nicht unbedingt operiert werden

Aber auch ein ausgedehntes Adenom muß nicht unbedingt operiert werden; je nach seiner Lage verursacht es nämlich keine nennenswerten Beschwerden, so daß sich die Operation erübrigt und lediglich regelmäßige Kontrolluntersuchungen erforderlich sind.

Als Krebsvorsorge ist eine Operation nicht gerechtfertigt

Auch unter dem Gesichtspunkt der Krebsvorsorge kann eine Operation nicht gerechtfertigt werden, denn man entfernt dabei in aller Regel nicht die Drüse selbst, sondern lediglich die Wucherung; an der zurückbleibenden Prostata kann sich später durchaus ein Karzinom entwickeln.

Eine Operation darf nicht aufgeschoben werden

Wenn eine Operation unausweichlich ist, darf sie aber nicht auf die lange Bank geschoben werden. Das allgemeine Operationsrisiko nimmt mit dem Alter zu, erst recht, wenn bereits Nierenschäden bestehen. Fortgeschrittene Adenome, bei denen Komplikationen zu erwarten sind und die konservative Behandlung nicht mehr hilft, müssen deshalb frühzeitig entfernt werden.

Risiken des chirurgischen Eingriffs

Keine besonders schwere Operation

Die chirurgische Entfernung eines Prostataadenoms ist keine besonders schwere Operation, sie gehört heute zu den Routineeingriffen. Dabei wird die Wucherung aus der Kapsel geschält, zu der sie das umgebende Prostatagewebe zusammengedrückt hat. Diese Operationstechnik, bei der die Prostata nicht vollständig entfernt wird, bezeichnet man als *Prostataadenomektomie* (griech. ek = aus, heraus; tomie = Schnitt).

Prostataadenomektomie

Es gibt verschiedene Operationstechniken, die hier nicht ausführlicher dargestellt werden müssen. Teils dringt man vom Unterbauch oder Damm her zur Prostata vor, teils durch die geöffnete Harnblase.

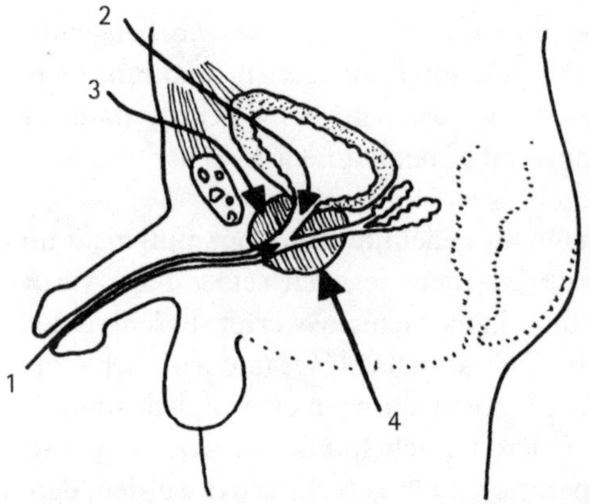

Techniken der Adenomoperation: Zugang zur Prostata bei operativen Eingriffen: 1 durch die Harnröhre, 2 durch die Harnblase, 3 vorne an der Harnblase vorbei, 4 durch den Damm

Neue, wesentlich schonendere Verfahren

Bis vor wenigen Jahren gab es zur Operation mit den oben beschriebenen Techniken keine Alternativen. Inzwischen wurden aber neue, wesentlich schonendere Verfahren entwickelt. Allerdings müssen sie z. T. erst noch bei einer ausreichend großen Patientenzahl ihre Wirksamkeit und Verträglichkeit unter Beweis stellen. Bei einigen der neuen Techniken ist bereits abzusehen, daß sie sich wahrscheinlich nicht durchsetzen können.

Die wichtigste Standardmethode zur früheren klassischen Operation ist heute die *transurethrale Resektion*, deren Technik immer weiter verbessert wurde. Im Augenblick gibt es keine andere Methode, die sie als »Goldstandard« (erste Wahl in der Therapie) ersetzen kann. Vereinfacht gesagt führt man dabei eine Metallschlinge durch die Harnröhre zum Adenom, löst es mit elektrischem Strom aus den umgebenden Teilen der Prostata und entfernt es über die Harnröhre.

Transurethrale Resektion

Durchführung

Die heute gebräuchliche Anwendung eignet sich bei der Mehrzahl der Patienten. Das schonende Verfahren wirkt auch auf längere Sicht gut, die Komplikationsrate liegt niedrig. Auch bei älteren Männern mit deutlich eingeschränktem Allgemeinbefinden kommt diese Technik meist noch in Betracht.

Für die meisten Patienten geeignet

In der Herz-Kreislauf-Medizin wendet man heutzutage mit gutem Erfolg die *Katheterdilatation* an. Dabei werden arteriosklerotisch veränderte Arterien durch Druck aufgesprengt und so wieder durchgängig. Was am Herz-Gefäß-System häufig gut gelingt, wirkt beim Prostataadenom (noch) nicht zufriedenstellend, nur bei etwa einem Viertel der Patienten wurden akzeptable Resultate erzielt.

Katheterdilatation

Die Technik ist denkbar einfach: Ein Katheter mit einem aufblasbaren Ballon an der Spitze wird bis zum Blasenhals geführt, dann pumpt man den Ballon mit hohem Druck auf, damit die verengte Harnröhre erweitert wird. Das Verfahren kann bei örtlicher Betäubung angewendet werden und belastet den Patienten nur geringfügig.

Einfache Durchführung

Da die Erfolgsquote aber zu niedrig liegt, wird sich diese Technik in der jetzt vorliegenden Form nur für Einzelfälle durchsetzen können. Es mag sein, daß die Methode verbessert wird und dann bei mehr Patienten als Routineeingriff durchgeführt werden kann.

Niedrige Erfolgsquote

Stents

Ebenfalls aus der Herz-Gefäß-Therapie stammen die *Stents*. Bei diesem Verfahren setzt man ein elastisches Röhrchen aus Metallgeflecht (Stent) in die Harnröhre ein. An der Verengung entfaltet es sich von selbst und preßt die Harnröhre auseinander, sie wird also mechanisch erweitert und offen gehalten.

Gute Erfolge, aber erhebliche Komplikationen möglich

Die Erfolge dieser wenig belastenden Methode sind zwar gut, aber es kann auch zu erheblichen Komplikationen kommen. So besteht zum Beispiel die Gefahr, daß der Stent seine Lage in der Harnröhre verändert, was schlimmstenfalls rasch zur Harnsperre führen kann. Außerdem können sich Krankheitserreger am Stent festsetzen und häufig wiederkehrende oder chronische Infektionen der Harnorgane verursachen. Nicht zuletzt kann der Stent als Fremdkörper die Bildung von Harnsteinen begünstigen. Das alles spricht nicht generell gegen diese Therapieform, verlangt aber eine besonders sorgfältige Nutzen-Risiko-Abwägung.

Thermoverfahren

Vor Jahren wurden die verschiedenen *Thermoverfahren* hoch gelobt. Spezialkliniken warben dafür sogar auf Straßenplakaten und in Reisezügen. Allen drei Formen der Hyperthermie (= Erhöhung der Körpertemperatur) gemeinsam war, daß eine Sonde zum verengten Blasenhals geführt wird. Mit Mikrowellen erhitzt sie das Prostatagewebe unterschiedlich stark, um den Zelltod im Adenom zu bewirken.

Hyperthermie

Bei der einfachen *Hyperthermie* wird die Temperatur im Prostatagewebe auf 43 °C erhöht. Dadurch erzielt man objektiv zwar keine nennenswerte Verkleinerung des Adenoms, subjektiv kommt es bei einem Teil der Patienten aber zur Linderung der Symptomatik.

Transurethrale Thermotherapie

Eine nachweisbare Größenabnahme der Prostata tritt durch die *transurethrale Thermotherapie* ein. Dabei schiebt man die Sonde durch die Harnröhre (die gekühlt werden muß) bis zur Prostata vor, wo eine Temperatur über 45 °C erzielt wird. Im so erhitzten Adenom treten Vernarbungen auf, die zur Verkleinerung führen können.

Thermoablation

Bei der *Thermoablation* erzeugt die Sonde in der

Prostata eine Überhitzung auf ungefähr 70 °C. Dadurch stirbt das Gewebe, das den Blasenhals einengt, ab und wird auf normalem Weg abgestoßen, das Adenom verkleinert sich zum Teil erheblich.

Schonende, aber zu geringe und unsichere Wirkung

Alle diese Thermoverfahren zeichnen sich durch ihre schonende Wirkung aus. Allerdings kann es Monate dauern, bis sich die Symptomatik des Adenoms spürbar bessert. Die Wirkung erweist sich in der Praxis häufig als zu gering und unsicher, deshalb werden diese Techniken heute kaum noch angewendet.

Lasertherapie

Die moderne *Lasertherapie* beim Prostataadenom beruht zum Teil darauf, daß der scharf gebündelte Lichtstrahl wie ein Skalpell gebraucht werden kann. Damit läßt sich das Adenom besonders schonend und risikoarm aus der restlichen Drüse schälen.

Teilweise verwendet man den Laser aber auch, um eine Temperaturerhöhung im Adenom zu erzeugen. Je nachdem, wie intensiv der Laser einwirkt, kommt es zur Denaturierung, Verkohlung oder Verdampfung des Gewebes. Die folgenden Techniken sind dabei gebräuchlich:

Verschiedene Techniken

- *Kontaktfreie Methode,* bei der die Lasersonde das Gewebe nicht berührt, der Laserstrahl wird vielmehr über Prismen und Spiegel in das Adenom geleitet.
- *Kontaktmethode* durch direkte Berührung des Adenoms mit der Lasersonde, der Laserstrahl gelangt unmittelbar in die Prostata.
- *Interstitielle Methode,* bei der spezielle kleine Lasersonden in das Adenom gestochen werden und sich darauf konzentrieren, das umgebende gesunde Gewebe aber kaum beeinflussen.

Komplikationen sind selten

Die Lasertechniken gegen die gutartige Prostatavergrößerung wirken schonend, Komplikationen durch Nachblutungen treten relativ selten ein, der Eingriff dauert nicht lange und kann ohne Vollnarkose durchgeführt werden. Damit entfällt auch das Narkoserisiko, ein wichtiger Vorteil vor allem für ältere Männer

Narkoserisiko entfällt

und Risikopatienten mit beeinträchtigtem Allgemeinbefinden, bei denen die übliche Operation ein zu hohes Risiko darstellen kann.

Die Besserung der Symptomatik dauert lange

Da der Laserstrahl zum Untergang von Gewebe in der Umgebung des Blasenhalses führt, vergehen bis zur Besserung der Symptomatik allerdings mehrere Wochen bis Monate, denn das zerstörte Gewebe muß auf natürliche Weise abgestoßen werden. Während dieser Zeit kann Urin nur mit Hilfe eines Katheters entleert werden. Das ist ein gewisser Nachteil, weil die Gefahr von Infektionen der Harnorgane dadurch deutlich zunimmt.

Hohe Kosten

Außerdem ist die Lasertherapie des Prostataadenoms mit recht hohen Kosten verbunden, die in Zeiten knapper Kassen bei den gesetzlichen Krankenversicherungen nicht immer problemlos durchgesetzt werden können. Auch von den Lasertechniken kann man also keine optimale Therapie erwarten. Beim kritischen Vergleich mit anderen Methoden gegen das Prostataadenom überwiegt aber häufig der Nutzen der Laserbehandlung. Das muß je nach Einzelfall fachlich abgeklärt werden. Als Komplikationen können vor allem längere Blutungen auftreten, die aber meist bald beherrscht werden. Ferner ist nicht auszuschließen, daß nach der Operation der Harnabgang zeitweise (oder ständig) nicht mehr zu kontrollieren ist.

Keine optimale Therapie

Blutungen als Komplikation

Insgesamt ist die Operation ein komplikationsloses Verfahren

Insgesamt gilt die Adenomoperation aber als recht komplikationsloses Verfahren. Die möglichen Risiken sind vertretbar, wenn man bedenkt, welche Gefährdung mit einem konservativ nicht zufriedenstellend zu behandelnden Adenom verbunden ist.

Hilfe bei Potenzstörungen

Nachlassende Sexualfunktionen bis hin zur Impotenz kommen im Verlauf des Prostataadenoms nicht selten vor. Sie können sich zum Teil aus der organischen Erkrankung erklären und bessern sich dann, sobald diese medikamentös oder chirurgisch erfolgreich behandelt wurde.

Potenzstörungen können trotz Operation weiterbestehen

Oft bestehen die Potenzstörungen aber trotz Therapie oder Operation fort. Dann erklären sie sich meist aus seelischen Ursachen. Im Vordergrund steht dabei die negative Vorstellung, kein »richtiger Mann« mehr zu sein, weil die Prostata nicht mehr normal funktioniert. Oft kommt auch noch die verdrängte Angst vor dem beginnenden Altern hinzu, mit dem viele Männer ebenfalls negative Vorstellungen verbinden.

Psychische Reaktionen

Diese psychischen Reaktionen wirken sich selbst bei leichteren organischen Veränderungen mit geringen Beschwerden unter Umständen so verheerend auf die Potenz aus, daß der Geschlechtsverkehr nicht mehr vollzogen werden kann. Jeder gescheiterte Versuch scheint nur die negativen Vorstellungen zu bestätigen und verschlimmert die Potenzstörungen. So kommt ein Teufelskreis in Gang, den man nur schwer durchbrechen kann.

Informationen über die Krankheit und ihre erfolgreiche Therapie, wie sie dieses Buch enthält, beugen solchen negativen Erwartungen vor. Aber das genügt längst nicht immer, um Potenzstörungen zu vermeiden oder wieder zu beseitigen.

Psychotherapie

Dann bleibt oft nur die Psychotherapie, bei der man versucht, die tieferen Ursachen wieder bewußt zu machen und zu verarbeiten, damit sie ihren störenden Einfluß auf die Potenz verlieren.

Gymnastik und Sport können helfen

Wie bereits erwähnt, können auch Gymnastik und Sport indirekt dazu beitragen, mit den negativen Vorstellungen leichter fertig zu werden. Wenn man durch regelmäßiges Training das Leistungsvermögen immer deutlicher verbessert, sich schließlich leistungsfähiger als in jüngeren Jahren fühlt, in denen man nicht trainiert hat, wirkt das natürlich oft sehr gut gegen die negativen Vorstellungen vom Altern. Man erlebt dabei, daß man trotz der Krankheit oder Operation ein aktives Leben führen kann, zu dem auch die Sexualität gehört.

Hilfen bei Harninkontinenz

Hoher psychischer Leidensdruck

Nicht allein die Potenzstörungen belasten die betroffenen Männer, auch die relativ häufige Harninkontinenz übt einen hohen psychischen Leidensdruck aus. Das Unvermögen, den Harnabgang willentlich zu kontrollieren, tritt insbesondere dann ein, wenn die Prostata wegen einer Krebserkrankung vollständig entfernt werden mußte. Wird dabei auch noch der Schließmuskel geschädigt, ist die Inkontinenz zunächst praktisch unvermeidlich. Aber auch bei weniger radikalen Eingriffen kann Harninkontinenz zurückbleiben.

Besonders nach einer Prostataentfernung

Der Zusammenhang läßt sich einfach nachvollziehen. In der Regel liegt keine Erkrankung im Blasen-Harnröhren-Bereich vor, das Hauptproblem ist vielmehr der Beckenboden. Er besteht aus 3 Muskelschichten, die den Beckenraum nach unten abschließen und verhindern, daß sich die Bauch- und Beckenorgane absenken. Darüber hinaus ist die Beckenbodenmuskulatur auch noch mit dafür verantwortlich, daß die Harnröhre dicht geschlossen bleibt. Bei Männern ist dafür nicht nur der Beckenboden zuständig, sondern auch noch die Prostata. Entfernt man sie chirurgisch, kann der meist untrainierte Beckenboden allein die Harnblase nicht mehr genügend stützen, Inkontinenz ist die Folge.

Hauptproblem ist der Beckenboden

Training der Beckenbodenmuskulatur

Die meisten Menschen können sich unter dem Beckenboden nichts vorstellen und haben ihn noch nie bewußt empfunden. Deshalb tun sie sich auch schwer damit, diese Muskeln gezielt zu trainieren. Gerade das ist aber erforderlich, um die Harninkontinenz auf natürliche Weise wieder zu beheben oder zumindest deutlich zu bessern.

Beispiel Frau

Das Beispiel der Frauen zeigt, daß die Harnkontrolle auch ohne Prostata (die im weiblichen Genitalsystem nicht vorhanden ist) funktioniert, wenn der Beckenboden kräftig genug ist. Eine Schwächung der Muskulatur kann anlagebedingt sein, häufig entwickelt sie sich aber erst im Lauf des Lebens mangels Training der Beckenbodenmuskeln. Hier bietet sich nun die 1. Möglichkeit, die Inkontinenz zu beseitigen, nämlich die gezielte Beckenbodengymnastik. Die dazu notwendigen Muskelübungen ähneln denen, die meist auch zur Rückbildungsgymnastik nach der Geburt durchgeführt werden.

Fachliche Anleitung

Das Beckenbodentraining muß immer mit fachlicher Anleitung erlernt werden, falsches Training könnte die Inkontinenz unter Umständen sogar noch verschlimmern. Erst wenn die Übungen problemlos gelingen, sollen sie selbständig fortgesetzt werden, am besten lebenslang, damit die Muskulatur stets kräftig genug bleibt. In leichteren Fällen genügen diese Übungen bereits, um die Inkontinenz dauerhaft zu beseitigen.

Das Training kann auch schon vor der Operation angewendet werden, dann läßt sich die Harninkontinenz unter Umständen sogar verhindern.

Wenn die Übungen nicht innerhalb eines Jahres zum Erfolg führen, kann mit keiner besseren Wirkung mehr gerechnet werden.

Streßinkontinenz

Belastungen können zum unwillkürlichen Harnabgang führen

Bei rund zwei Dritteln der operierten Männer entwickelt sich eine *Streßinkontinenz*. Das hat nichts mit seelisch-nervösem Streß zu tun, sondern bedeutet in diesem Zusammenhang, daß Belastungen (= Streß) zum unwillkürlichen Harnabgang führen können. Insbesondere bei ungewohnten Anstrengungen, beim Husten, Niesen und Lachen geht die Kontrolle über die Harnentleerung vorübergehend verloren. In solchen Fällen genügt das Beckenbodentraining allein oft nicht mehr, um die Inkontinenz zu beheben. Dann wird eine Elektrostimulation durch *Impuls-(Reiz-)stromtherapie* notwendig. Diese Behandlung empfiehlt sich auch bei den Männern, denen die Beckenbodengymnastik kaum gelingt, weil sie die Muskulatur nicht richtig wahrnehmen können.

Elektrostimulation durch Impulsstromtherapie

Zur Elektrostimulation überträgt man Gleichstrom niedriger Frequenz mittels Elektroden auf den Beckenboden. Das bewirkt eine Reizung der Muskulatur mit wiederholter, bewußt spürbarer Zusammenziehung der Muskeln. Diese Muskelstimulation wirkt zum einen wie das Training der Beckenbodenmuskulatur durch Gymnastik, zum anderen sorgt sie auch dafür, daß man den Beckenboden wieder bewußt wahrnehmen kann. Das erleichtert dann die spezielle Gymnastik.

Wirkung

Besserung nur im 1. Jahr nach der Operation

Auch von der Impulsstromtherapie kann man nur im 1. Jahr nach der Operation eine Besserung oder Heilung der Inkontinenz erwarten, danach verändert sie den Zustand nicht mehr.

Chirurgische Therapie

Wenn die obigen physikalischen Maßnahmen nicht zur Besserung führen, muß man sich trotzdem nicht mit der Harninkontinenz abfinden. Dann wird häufig eine chirurgische Therapie durchgeführt, deren Resultate insgesamt gut bis sehr gut ausfallen. Allerdings sollen sie nicht als »bequemere« Alternative zum Beckenbodentraining vorzeitig angewendet werden, die Operation muß immer der letzte Ausweg bleiben.

Schließmuskelprothese

Mehrmals am Tag von außen öffnen

Durchblutung der Harnröhre wird beeinträchtigt

Seit über 20 Jahren bekannt und gebräuchlich ist die *Schließmuskelprothese*. Sie besteht aus einer aufblasbaren Manschette, die in einer aufwendigen Operation so implantiert wird, daß sie die Harnröhre umgibt und fest verschließt. Zur Blasenentleerung muß sie mehrmals am Tag von außen geöffnet und wieder verschlossen werden. Zwar ist dieses System zweifellos hilfreich, aber es weist neben dem höheren Risiko einer größeren Operation auch noch den Nachteil auf, daß die Durchblutung der Harnröhre beeinträchtigt wird. Nicht selten führt das im Lauf der Zeit zu einer Schädigung des Gewebes.

Selten genutzte Alternative

Silikonkissen werden unterhalb der Harnblase implantiert

Mittlerweile steht aber zu dieser klassischen Methode eine Alternative zur Verfügung, die noch viel zu selten genutzt wird. Sie zeichnet sich durch einige Vorteile aus. Dieses System besteht aus zwei 12–14 cm langen Silikonkissen, die rechts und links unterhalb der Harnblase implantiert werden. Der zur Füllung der Ballons notwendige Schlauch mit Ventil endet im Hodensack.

Durchführung

Dieses Implantat wird ambulant bei örtlicher Betäubung oder in kurzer, leichter Vollnarkose eingesetzt. Mit einer Hohlnadel führt man die beiden Ballons ein und plaziert sie am Blasenausgang seitlich der Harnröhre. Um den Schlauch mit dem Ventil einzusetzen, genügt ein kleiner Einschnitt in die Haut. In der Regel kann der Patient 2–3 Stunden nach dem Eingriff wieder nach Hause gehen. Das Operationsrisiko liegt ungleich niedriger als bei der Einpflanzung des künstlichen Schließmuskels.

Niedriges Risiko

Füllung mit destilliertem Wasser

Nach ungefähr 6 Wochen, wenn die Ballons eingeheilt sind, beginnt man, sie allmählich mit destilliertem Wasser zu füllen. Das geschieht mit einer Injektionsspritze, die das Ventil im Hodensack von außen ansticht. Woche für Woche wird etwas mehr Wasser eingefüllt, bis der Patient den Harnabgang wieder kontrollieren kann. Dann ist der Druck der beiden Ballons auf die Harnröhre ausreichend, mehr Wasser muß nicht eingefüllt werden.

> Im Vergleich zum bisher gebräuchlichen künstlichen Schließmuskel, der die Harnröhre regelrecht »einschnürt«, übt diese neue Prothese nur an beiden Seiten so viel Druck aus, wie notwendig ist, um den natürlichen Schließmuskel zu unterstützen. Deshalb drohen kaum Durchblutungsstörungen und Gewebeschäden, ein wichtiger Vorteil der neuen Methode.

80 % Erfolg

Die Erfolgsrate mit vollständiger Heilung beträgt rund 80 %. Bei weiteren 11 % erzielt man immerhin noch eine Besserung der Inkontinenz, lediglich bei 9 % versagt das Verfahren.

Kosten

Die Kosten dieses einfachen Eingriffs liegen deutlich unter denen der bisher gebräuchlichen Methode. Das Implantat selbst kostet ungefähr € 2000, die chirurgischen Maßnahmen kosten etwa € 1000. Das kommt auch billiger als der lebenslange Gebrauch von Windeln und Einlagen.

Kosten werden noch nicht übernommen

Trotzdem werden die Kosten des neuen Verfahrens im Augenblick noch nicht von den gesetzlichen Krankenversicherungen übernommen. Da die Vorteile aber so überzeugend sind, darf wohl davon ausgegangen werden, daß eine Einigung gelingt und der minimal-invasive Eingriff in absehbarer Zeit in den Leistungskatalog der Versicherungen aufgenommen wird. Es empfiehlt sich also, immer wieder einmal bei der Krankenkasse anzufragen.

Privatkassen

Für private Kassen gelten andere Bedingungen, die sich nach den Vertragsbedingungen des Einzelfalls richten. Deshalb ist eine pauschale Antwort zur Frage der Kostenerstattung nicht möglich. Klarheit bringt nur die Anfrage bei der privaten Krankenversicherung.

Krebs der Prostata

– Jeder 4. Mann über 50 erkrankt daran –

Das Karzinom der Vorsteherdrüse gehört zu den häufigsten Krebserkrankungen des Mannes. Allerdings muß es keineswegs immer zu stärkeren Beschwerden oder unbehandelt zum Tod führen. Oft entdeckt man den Prostatakrebs erst, wenn nach dem Tod aus anderer Ursache eine Obduktion vorgenommen wird. Aber das ist kein Grund, auf die jährliche Früherkennungsuntersuchung ab dem 45. Lebensjahr zu verzichten. Es gibt keine Sicherheit vor dem Ausbreiten des Karzinoms über die Prostata hinaus.

Der Krebs muß nicht immer zu stärkeren Beschwerden oder unbehandelt zum Tod führen

Die jährliche Früherkennungsuntersuchung ist wichtig

Auch hier gilt: Je früher die Behandlung beginnt, desto günstiger sind die Überlebenschancen. Ob man dazu unbedingt operieren muß oder beim latenten Krebs konservativ durch natürliche Heilverfahren behandeln kann, vermag nur der in der Naturheilkunde erfahrene Arzt zu beurteilen.

Je früher die Behandlung beginnt., desto günstiger sind die Überlebenschancen

Prostatakarzinom – vierthäufigste Todesursache bei Männern

Etwa ab dem 45./50. Lebensjahr stellt man bereits bei 25–30 % aller Männer im Rahmen der Früherkennungsuntersuchung oder bei einer Obduktion fest, daß ein Prostatakarzinom vorliegt. Mit zunehmendem Alter steigt die Zahl der Fälle noch deutlich an, nach dem 80. Lebensjahr (das freilich die Mehrzahl der

25–30 % der über 50jährigen haben Prostatakrebs

Männer nicht erreicht) leiden bis zu 80 % an Krebs der Vorsteherdrüse.

Trotz dieser weiten Verbreitung der Krankheit führt sie nur bei 20–25 % aller Männer im 6./7. Lebensjahrzehnt zu stärkeren Beschwerden. Dann ist das Karzinom meist schon weiter fortgeschritten. Die Mehrzahl der Betroffenen spürt von dem »schlummernden« Krebs bis zum Lebensende nichts oder allenfalls mäßige Harnentleerungsstörungen, die meist auf die leichte Schulter genommen und nicht untersucht werden.

Die Mehrzahl der Betroffenen spürt von dem »schlummernden« Krebs bis zum Lebensende nichts

Wie gefährlich ein verschlepptes Prostatakarzinom, das nicht nur latent besteht, werden kann, beweist die Statistik: Unter den Krebstodesfällen bei Männern steht es nach dem Lungen- und Magen-Darm-Krebs auf Platz 3, unter den Todesursachen insgesamt nimmt es die 4. Stelle ein.

Statistik

Und da es keine eindeutigen Frühwarnzeichen gibt und niemand voraussagen kann, ob das »schlummernde« Karzinom ein Leben lang latent bleiben wird, bietet die jährliche Untersuchung ab 45 die einzige Möglichkeit zur Frühdiagnose und -therapie. Diese einfache Untersuchung vom Enddarm aus wird zwar von Krankenkassen und anderen Institutionen immer wieder öffentlich propagiert, aber trotzdem von den meisten Männern leichtfertig nicht genutzt.

Die jährliche Untersuchung ab 45 ist die einzige Möglichkeit zur Frühdiagnose

Vermutungen über die Ursachen

Wie bei den meisten Krebskrankheiten weiß man auch beim Prostatakarzinom nicht, aus welchen Ursachen es entsteht. Sicher scheint lediglich, daß die männlichen Geschlechtshormone das Tumorwachstum beschleunigen; möglicherweise liegen also auch hier – wie beim Adenom – altersbedingte hormonelle Veränderungen vor, die aber nicht mit denen bei der gutartigen Wucherung identisch sind.

Männliche Geschlechtshormone beschleunigen das Tumorwachstum

Fettreiche Ernährung kann Prostatakrebs begünstigen

Ferner spricht viel dafür, daß die übliche fettreiche Ernährung den Krebs der Vorsteherdrüse begünstigt. Vielleicht kommt es dadurch wie beim Adenom zu Störungen des Hormonhaushalts, die aber noch nicht genau geklärt sind.

Erklärungen der Naturheilkunde

Die Naturheilkunde bietet neben diesen unsicheren Erklärungen noch weitere Ursachen an, die von der offiziellen Medizin aber nicht anerkannt werden. Danach handelt es sich bei Krebs zunächst immer um eine Allgemeinerkrankung, die durch langjährige Veränderungen des Stoffwechsels und der Zellatmung sowie durch Schwächung der körpereigenen Abwehrkräfte begründet wird. Erst wenn diese Grundvoraussetzungen bestehen, kann es später zur örtlichen Krebsgeschwulst (also zum Beispiel an der Prostata) kommen.

Diese Vorstellungen* der biologischen Medizin lassen sich durchaus mit den Vermutungen der Schulmedizin in Einklang bringen:

- Am Anfang des Prostatakrebses steht danach die langjährige Allgemeinerkrankung, die vor allem durch häufige Fehler der Ernährung und Lebensweise hervorgerufen wird, aber noch nicht zum örtlichen Tumor führt.
- Durch zu fettreiche Ernährung und natürliche altersbedingte Hormonveränderungen kann im Lauf der Zeit speziell die Anfälligkeit der Prostata für eine krebsige Entartung der Zellen vorbereitet werden.
- Irgendwann geht die Vorstufe der Erkrankung dann in den Prostatatumor über. Das kann sich daraus erklären, daß die lange Zeit bestehenden Krebsfaktoren schließlich die Widerstandskräfte des Körpers überrumpeln; vielleicht muß aber noch ein besonderer Auslöser hinzukommen, ehe die Geschwulst entsteht, zum Beispiel eine schwere psychische Belastung.

---

* Ausführlicher informiert darüber das Buch *Krebs naturheilkundlich begleiten* von Paul Mohr, Jopp/Oesch Verlag, Zürich, ISBN 3-89698-127-7.

Diese Erklärung ist nicht sicher nachgewiesen

Auch diese umfassende Erklärung der Krebsentwicklung aus der Sicht der Naturheilkunde ist beim Prostatakarzinom nicht sicher nachgewiesen. Es handelt sich vielmehr um eine Theorie, die in sich schlüssig erscheint und weniger Fragen als die Vermutungen der offiziellen Medizin offenläßt. Die ganzheitlich-biologische Krebsmedizin orientiert sich jedenfalls schon längere Zeit daran – und wahrscheinlich sind ihre guten therapeutischen Ergebnisse mit aus diesem nicht so einseitigen Verständnis der Krebskrankheit zu erklären.

Warnzeichen des Prostatakrebses

Frühestwarnzeichen gibt es nicht

Eindeutige Frühestwarnzeichen des Prostatakarzinoms gibt es leider nicht. Die einzige Chance, ihn im beschwerdefreien Anfangsstadium zu erkennen, besteht in der Betastung der Prostata durch den Arzt mit dem in den Enddarm eingeführten Finger. Wenn die Geschwulst nicht lebenslang im Frühestestadium bleibt, kommt es im weiteren Verlauf vor allem zu folgenden Symptomen:

Symptome

- Vermehrter, auch nächtlicher Harndrang mit abgeschwächtem, dünnerem Harnstrahl und Nachträufeln von Harn nach der Entleerung (wie beim Adenom).
- Später dauernder Harndrang und immer geringere Harnmenge mit Restharnbildung und Rückstau bis in die Nieren, teilweise auch Schmerzen bei der Stuhlentleerung.
- In fortgeschrittenen Fällen oft Blutbeimengungen im Urin und/oder Sperma.
- Ischiasartige Kreuzschmerzen, die darauf hinweisen, daß Mestastasen an der Lendenwirbelsäule bestehen.

Wenn auch nur eines dieser Symptome vorliegt, muß zur Klärung rasch der Arzt aufgesucht werden. Es muß sich nicht unbedingt um ein Karzinom handeln, aber das erkennt man erst bei der gründlichen Untersuchung.

Sofort den Arzt aufsuchen

> Aber wie gesagt: Bei der Mehrzahl der Patienten schreitet der Prostatakrebs nicht so weit fort, weil er entweder stationär bleibt oder das Leben vorher aus anderen Ursachen endet.

Stadien der Krebskrankheit

Klinisch kennt man zunächst den harmlosen »schlummernden Haustierkrebs« (Stadium 0), der medizinisch auch als *Pathologenkrebs* bezeichnet wird. Er bleibt lebenslang auf die Prostata begrenzt und verursacht keine nennenswerten Symptome. Deshalb wird er nur zufällig entdeckt, z. B. bei einer Prostataoperation, die wegen eines Adenoms durchgeführt wird. Die eigentliche, nicht mehr harmlose Krebserkrankung unterteilt man in die Stadien A–D (T 1–T 4).

»Schlummernder Haustierkrebs«

Pathologenkrebs

Frühstadium A

Im 1. Krankheitsstadium liegt kein latentes Karzinom mehr vor. Es ist »aktiv« geworden und führt zu einem begrenzten kleinen, meist sehr harten Knoten in der Vorsteherdrüse. Da er nicht stark ausgedehnt ist und innerhalb der Prostatakapsel bleibt, wird die Harnentleerung in der Regel noch nicht behindert, und es kommt auch zu keinen anderen Frühwarnzeichen.

Kleiner, meist sehr harter Knoten in der Prostata

Keine Behinderung der Harnentleerung

Weil sich das Karzinom der Prostata meist von der hinteren Kapselwand her entwickelt, kann der Knoten im Frühstadium bei der Untersuchung vom Enddarm aus in den meisten Fällen gut getastet werden. Wird diese Untersuchung ab dem 45. Lebensjahr regelmäßig einmal jährlich durchgeführt, bestehen gute Aussichten auf die Frühdiagnose und Heilung.

Gute Heilungsaussichten

Operables Stadium B

Die ganze Drüse vergrößert sich, wird hart und höckrig

Im 2. Stadium des aktiven Prostatakarzinoms nimmt der Knoten an Größe zu, oder die gesamte Drüse vergrößert sich, wird hart und höckrig. Aber noch immer beschränkt sich der Tumor in diesem Stadium auf das Prostatagewebe innerhalb der Kapsel, Metastasen liegen nicht vor.

Vermehrter Harndrang ist typisch

Durch die Verformung der Drüse kann es jetzt zu ersten Störungen der Harnentleerung wie im Reizstadium des Adenoms kommen. Typisch ist vor allem der vermehrte Harndrang, der auch die Nachtruhe mehrmals unterbricht. Der Harnstrahl wird dünner und schwächer, Restharn bleibt aber meist noch nicht in der Blase zurück.

Sofortige Operation

Relativ günstige Prognose

Wenn das Karzinom so weit fortgeschritten ist, muß sofort operiert werden. Dabei entfernt man neben der Drüse und ihrer Kapsel vorsorglich auch die Samenbläschen und benachbarte Lymphgefäße. Die Prognose ist nach der Operation in diesem Stadium relativ günstig.

Fortgeschrittenes Stadium C

Der Krebs dehnt sich in den Bauchraum aus

Jetzt beschränkt sich das Karzinom nicht mehr auf die Prostata, sondern dehnt sich über die Kapsel hinaus in den Bauchraum aus. Das geschieht meist in Richtung Samenbläschen, Blasenboden und Beckenwand, außerdem auch in den Lymphbahnen.

Deutliche Beschwerden

Wenn das Stadium B noch symptomarm blieb, kommt es spätestens jetzt zu deutlichen Beschwerden.

Häufigste Symptome

Ständiger Harndrang, verminderte Harnausscheidung, Restharnbildung in der Blase und Rückstau von Urin bis in die Nieren (vor allem dann, wenn ein Harnleiter eingeengt wird) sind die häufigsten Symptome. Ferner treten jetzt oft Schmerzen im Unterleib auf, die Stuhlentleerung kann durch die ausgedehnte Geschwulst gestört und ebenfalls schmerzhaft werden, im Urin und Samen befindet sich oft Blut. Bei 50–75 % der Patienten schwellen außerdem durch Metastasierung auch schon die Lymphknoten in der Nachbarschaft an. Bei der Untersuchung vom Enddarm her ist die Prostata deutlich vergrößert, verformt, steinhart und höckrig zu tasten.

Schmerzen im Unterleib

Lymphknoten schwellen an

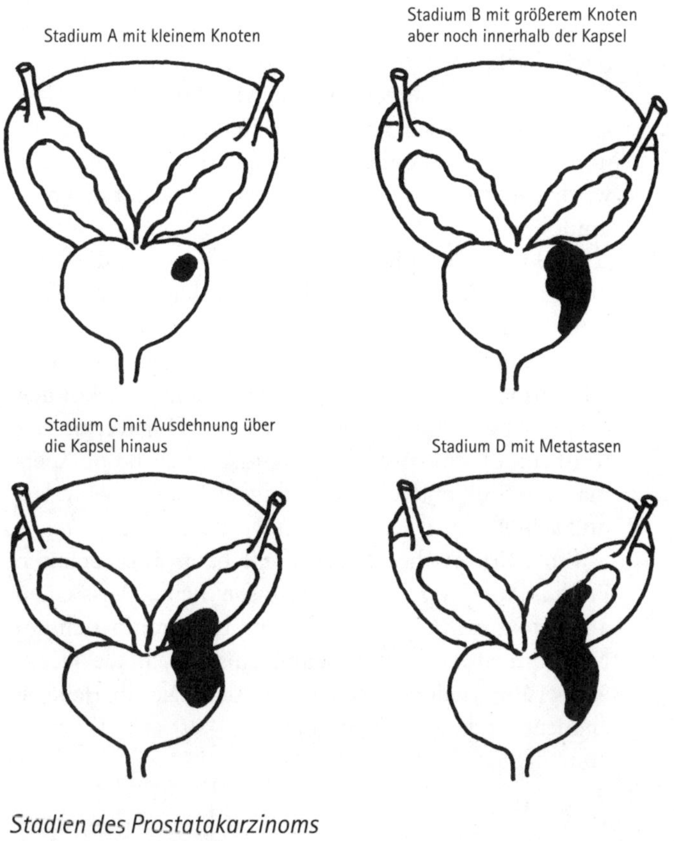

Stadien des Prostatakarzinoms

Zu spät für erfolgreiche Operation

Für eine erfolgreiche Operation ist es jetzt wegen der Tumorausdehnung oft schon zu spät. Deshalb wird meist medikamentös behandelt. Die Überlebensaussichten sinken rapide.

Stadium D mit Tochtergeschwülsten

Metastasen am Skelett mit erheblichen Schmerzen

Unklare Ischiasschmerzen sind verdächtig

Das Prostatakarzinom kann im fortgeschrittenen Stadium schon relativ früh zu Metastasen führen. Sie breiten sich teils auf dem Blutweg, teils über die Lymphbahnen aus. Bevorzugt befallen sie das Skelett, zunächst vor allem die Lendenwirbelsäule, später auch die Beckenknochen und Rippen; an den betroffenen Knochen treten erhebliche Schmerzen auf, die im Bereich der Lendenwirbelsäule Ischias vortäuschen. Unklare Ischiasschmerzen sind bei Männern über 50 deshalb grundsätzlich verdächtig auf ein Prostatakarzinom, bis eine mögliche andere Ursache festgestellt wird; deshalb darf man nie lange selbst daran »herumdoktern«.

Urin kann nur noch mühsam entleert werden

Schädigung der Nieren

Im Endstadium des Prostatakrebses kann der Urin oft nur noch mühsam in kleinen Mengen (tropfenweise) entleert werden, schließlich droht die akut lebensbedrohliche Harnsperre. Durch den Rückstau von Urin werden die Nieren geschädigt und können versagen, was zur lebensgefährlichen Harnvergiftung führt. Blut befindet sich jetzt häufig im Urin und Sperma. Die Stuhlentleerung ist teilweise stark behindert und schmerzhaft.

Sehr geringe Überlebenschancen

Ein chirurgischer Eingriff hat beim ausgedehnten Prostatakarzinom mit Metastasen keine Aussichten auf Erfolg mehr. Die Behandlung beschränkt sich auf Medikamente, allenfalls kann chirurgisch die Harnentleerung wieder ermöglicht werden. Die Überlebenschancen sind jetzt sehr gering.

PSA-Analyse – pro und kontra

Die Eiweißverbindung PSA (= Prostata-spezifisches Antigen) wird von der Vorsteherdrüse als Bestandteil des Spermas gebildet. Die Funktion besteht darin, den Samen nach der Ejakulation zu verflüssigen, eine wichtige Bedingung für eine Befruchtung der Eizelle.

Prostata-spezifisches Antigen

Funktion

Bei gesunder Prostata liegt der PSA-Wert im Blut unter 2,5 ng (= Nanogramm = 1 Millionstel Gramm). Im Lauf des Lebens steigt dieser Wert meist etwas an, das ist normal und unbedenklich. Vorübergehend kann sich der PSA-Wert stärker erhöhen, z. B. nach dem Geschlechtsverkehr oder durch mechanische Belastungen, wie sie unter anderem beim Radfahren auftreten. Solche Störfaktoren müssen natürlich ausgeschlossen werden, ehe der PSA-Blutwert beurteilt werden kann.

Normaler PSA-Wert

Vorübergehende Erhöhung

Der international akzeptierte Grenzwert liegt bei 4,0 ng PSA in 1 ml Blut. Werte darüber können auf eine Erkrankung der Prostata hinweisen. Dabei muß aber nicht nur an Krebs gedacht werden, auch eine gutartige Vergrößerung oder Entzündung der Drüse kann den PSA-Wert weit über 4,0 ng erhöhen. Die genaue Diagnose der Ursachen ist nur durch weitere fachliche Untersuchungen möglich.

Grenzwert

Der PSA-Wert führt also nicht zu ganz eindeutigen Aussagen. Trotzdem gilt er unter allen bekannten Tumormarkern als der, von dem man die zuverlässigsten Befunde ableiten kann.

Beim PSA-Wert kommt es nicht allein darauf an, wie hoch er liegt, sehr wichtig ist im allgemeinen auch die »PSA-Biographie« (Verlauf des PSA-Werts). Daraus ergibt sich nämlich, wie rasch der PSA-Wert ansteigt. Geht der Wert in dieser Biographie aus dem normalen Status rasch und steil nach oben, muß auch bei Werten

PSA-Biographie ist sehr wichtig

unter 4,0 ng schon nach einer Erkrankung der Prostata gesucht werden, damit sie so früh wie möglich diagnostiziert und behandelt werden kann.

Tastuntersuchung der Prostata vom Enddarm her genügt nicht

Die gesetzlichen Krankenkassen gehen bisher davon aus, daß die Tastuntersuchung der Prostata vom Enddarm her genügt, um ein Prostatakarzinom früh genug zu erkennen. Namhafte Experten, wie der Urologe Professor *Ulrich Wetterauer* von der Uniklinik Freiburg, bezeichnen das jedoch als »großen Irrtum«.

Bis zu 40 % der Karzinome werden nicht erkannt

Die Statistik belegt, daß durch die einfache Tastuntersuchung bis zu 40 % der beginnenden Prostatakarzinome nicht diagnostiziert werden. Diese hohe Fehlerquote kostet Jahr für Jahr zigtausend Männern das Leben und verursacht den Krankenkassen weitaus höhere Kosten, als durch eine regelmäßige PSA-Frühdiagnostik entstehen.

Bessere Ergebnisse in den USA

In den USA, wo gut 60 % aller Männer jenseits der Lebensmitte ihren PSA-Wert regelmäßig kontrollieren lassen, fallen die Ergebnisse der Vorsorge und Frühdiagnostik viel besser aus als bei uns.

Der Test ist umstritten

Allerdings ist der PSA-Test nicht nur bei den Krankenkassen umstritten, auch die Fachleute sind sich zum Teil noch uneins. Eine gewisse Berechtigung kann man der Kritik auf den ersten Blick nicht absprechen, denn lediglich bei 40 von 1000 Männern ergibt die PSA-Analyse tatsächlich ein Prostatakarzinom. Die Kritiker sorgen sich deshalb hauptsächlich darum, daß der PSA-Test zu unnötigen weiteren diagnostischen und therapeutischen Aktivitäten führen könnte.

Trefferquote

Grundsätzlich ist die Trefferquote 40 von 1000 Männern ausreichend, um den Test in die Routine der Vorsorge- und Früherkennungsdiagnostik aufzunehmen. Tatsächlich haben aber nur 3 von 1000 Männern einen echten Nutzen von der Untersuchung, weil sich ihre Lebenserwartung und Lebensqualität durch die frühzeitige Therapie noch deutlich verbessert. Die restlichen 37 mit positivem PSA-Ergebnis profitieren kaum von der Frühdiagnose, ihre Lebensqualität und Lebenserwartung wird dadurch nicht nennenswert gesteigert.

Nur 3 von 1000 Männern haben einen echten Nutzen von der Untersuchung

Bei 5 dieser 37 Männer ist das Karzinom bereits zu weit fortgeschritten, eine Therapie nicht mehr möglich. Die Betroffenen werden durch das PSA-Ergebnis also nur unnötig psychisch belastet, was ihre Lebensqualität und Lebenserwartung eher verringert. Aber auch die übrigen ziehen keinen Nutzen aus der PSA-Analyse, denn sie spüren keine Beschwerden und werden auch nicht am Prostatakrebs sterben, sondern aus anderen Ursachen. Für sie gilt noch mehr, daß das PSA-Ergebnis zur vermeidbaren psychischen Belastung führt.

Psychische Belastung

Über all diesen statistischen Werten darf nicht vergessen werden, daß der PSA-Wert allein nichts darüber aussagt, ob ein »Haustierkrebs« mit günstiger Prognose oder ein rasch lebensbedrohlicher »Raubtierkrebs« vorliegt. Daher befürchten die Kritiker des PSA-Tests auch, daß die betroffenen Männer gründlicher untersucht und intensiver behandelt werden, als objektiv notwendig wäre, und überdies an Nebenwirkungen der Behandlung (wie Impotenz, Inkontinenz) zu leiden haben.

PSA-Wert sagt nichts über die Art des Krebses aus

Kritiker befürchten eine intensivere Behandlung als notwendig

Nicht zuletzt wenden die Kritiker ein, daß es heutzutage bei explodierenden, kaum noch finanzierbaren Gesundheitskosten nicht zu vertreten ist, einen solchen Test mit zweifelhaftem Nutzen in den Leistungskatalog der Krankenkassen aufzunehmen.

Es führte zu weit, hier zu allen Kritikpunkten ausführlich Stellung zu nehmen. Auf einige Punkte muß aber kurz hingewiesen werden, damit der PSA-Test nicht in einem falschen Licht erscheint.

Der PSA-Test darf nicht mißverstanden werden

Grundsätzlich bedeutet der zum Teil geforderte völlige Verzicht auf diese Untersuchung einen medizinischen Rückschritt, der sich ausgerechnet auf die ohnehin schon zu selten genutzte Vorsorge auswirkt. Gerade an der Prophylaxe darf aber in Zeiten knapper Kassen nicht gespart werden. Eine effiziente Vorsorgemedizin erspart den Krankenkassen wesentlich mehr Kosten, als für den Test aufgebracht werden müßten. Es läßt sich auch kaum rechtfertigen, die PSA-Diagnose, die maßgeblich mit zur Heilung von Prostatakrebs

Verzicht wäre ein medizinischer Rückschritt

beitragen kann, den Patienten aus Kostengründen vorzuenthalten. Das führte zu einer Zwei-Klassen-Medizin, deren Leistungen sich an dem orientieren, was der Patient selbst an Kosten tragen kann und will.

Ergebnisse wurden zuverlässiger

Was die Aussagefähigkeit des PSA-Werts angeht, ist die Kritik heute nur noch in geringem Umfang diskussionswürdig. Seit die Bedeutung der PSA-Biographie bekannt ist, wurden die Ergebnisse wesentlich zuverlässiger. Die Untersuchung darf sich eben gerade nicht auf einen Test verlassen, sondern muß häufiger durchgeführt werden, damit man den individuellen Verlauf beurteilen kann.

Bleibt schließlich noch der Einwand, daß bei einem verdächtigen PSA-Befund meist unnötige und unangenehme Untersuchungen (wie eine Biopsie) und Therapien (wie eine Radikaloperation) durchgeführt werden. Es trifft keineswegs zu, daß ein auffälliges Ergebnis automatisch die gesamte diagnostisch-therapeutische Routine in Gang setzt. Sicher wird es vorkommen, daß der PSA-Wert zu Maßnahmen führt, die objektiv nicht erforderlich sind. Aber wegen solcher Mißbrauchsfälle darf eine so wichtige Untersuchung nicht ins Abseits gedrängt werden.

Ein verdächtiger PSA-Wert führt nicht zwangsläufig zu umfangreichen Therapien

Die Deutsche Gesellschaft für Urologie weist in ihren Leitlinien eine solche Routine jedenfalls zurück. Das bedeutet praktisch, daß ein verdächtiger PSA-Wert nicht zwangsläufig umfangreiche Diagnosen und Therapien nach sich zieht. Was in einem solchen Fall notwendig ist, ergibt sich immer aus den individuellen Umständen, die nur der Therapeut beurteilen kann.

Viel wichtiger und sinnvoller als eine Therapie ist meist, dem Patienten mit Prostatakrebs eindringlich zu verdeutlichen, wie niedrig sein Risiko liegt, daran zu sterben.

Unerläßlich sind regelmäßige PSA-Kontrollen übrigens für die wachsende Zahl von Männern, die Testosteron gegen vorzeitige Alterserscheinungen (Anti-Aging) verwenden. Dadurch erhöht sich das Risiko, an Prostatakrebs zu erkranken so erheblich, daß wiederkehrende Untersuchungen zur Frühdiagnose dringend empfohlen werden. Deshalb stellt sich die kritische Frage, ob eine Hormontherapie, die Lebensqualität und Lebensdauer verbessern soll, gleichzeitig aber das Krebsrisiko erhöht, wirklich sinnvoll ist.

Männer, die Testosteron nehmen, sollen regelmäßig den PSA-Test machen

Ist Hormontherapie sinnvoll?

Jährliche Vorsorgeuntersuchung zur Früherkennung

Da nur wenige Männer ab 45 die Möglichkeit zur jährlichen Untersuchung der Prostata nutzen, kann es nicht oft genug wiederholt werden: *Nur durch diese einfache diagnostische Methode ist es möglich, ein Prostatakarzinom im Frühstadium zu erkennen, wenn die Erfolgsaussichten der Therapie noch günstig sind.*

Wie beim Adenom bereits erklärt, führt der Arzt dabei den Finger in den Enddarm ein und tastet die Prostata ab, um Vergrößerungen, Verhärtungen und Knoten festzustellen.

Problem der Untersuchung

Das Problem bei dieser Untersuchung besteht darin, daß man allein auf diese Weise nicht sicher diagnostizieren kann, ob eine tastbare Veränderung der Vorsteherdrüse gut- oder bösartig ist. Dazu muß beim Verdacht eine weitere Untersuchung durchgeführt werden, zu der man mit der Biopsienadel Prostatazellen aufsaugt, um sie dann unter dem Mikroskop zu beurteilen.

Befürchtung der Kritiker

Kritiker dieser Methode befürchten, daß durch diese Manipulationen ein »schlummernder Haustierkrebs«, der an sich nicht zur weiteren Ausbreitung neigt, erst aktiviert und zum rasch wuchernden, gefährlichen »Raubtierkrebs« wird.

Dieses Risiko besteht zweifellos und darf nicht verharmlost werden, denn man hat nach der Diagnose im Frühstadium auch dann gute Chancen, ein hohes Alter zu erreichen, wenn keine Therapie des Karzinoms eingeleitet wird. Andererseits kann man aber nie voraussehen, ob und wann der »Haustierkrebs« im Lauf des Lebens doch gefährlich wird. Es fällt schwer, hierzu einen praktischen Ratschlag zu geben.

Ab 45 alle Jahre untersuchen lassen

Grundsätzlich sollte die Untersuchung der Prostata ab dem 45. Lebensjahr immer im Jahresabstand vorgenommen werden.

Individuelle Entscheidung über Biopsie

Die Entscheidung, ob man bei einem verdächtigen Befund einer Biopsie zustimmt, muß jeder Patient selbst treffen; ein naturheilkundlich orientierter Arzt kann dazu den individuellen Rat geben.

Prostatasonographie

Oft wird es sich wohl empfehlen, auf die riskante Biopsie zu verzichten, dafür aber regelmäßig in kürzeren Abständen eine Prostatasonographie durchführen zu lassen, bei der man durch Ultraschall fortschreitende krebsige Wucherungen der Drüse erkennt, die eine rasche Therapie erfordern.

Artifizielle neuronale Netzwerkanalyse (ANNA)

Eine besonders genaue Diagnose wird durch ein neues Verfahren möglich, das deutsche und amerikanische Wissenschaftler vor kurzem einführten, die *artifizielle neuronale Netzwerkanalyse* (kurz ANNA). Dies ist eine Weiterentwicklung der bisher gebräuchlichen Ultraschalldiagnostik.

Ultraschallaufnahmen werden vom Computer ausgewertet

Beim einfachen Ultraschallbild beurteilt man die Grautöne der Aufnahme. Daraus ergibt sich aber keine sehr genaue Diagnose. Bei dem neuen Verfahren werden die Ultraschallaufnahmen vom Computer ausgewertet, der auch solche Informationen daraus gewinnt, die dem menschlichen Auge verborgen bleiben. Das dazu notwendige Programm entstand durch die Kombination der Ultraschallbilder mit den Auswertungen von Gewebeuntersuchungen der krebskranken Prostata. Das Gewebe wurde eingescannt und über die Ultraschallaufnahmen gelegt. Dadurch »lernte« der Rechner, die Ultraschallbilder sehr genau zu beurteilen.

Die neue Methode erleichtert nicht nur die Diagnose des Prostatakarzinoms bei unsicheren Befunden anderer Untersuchungen. Darüber hinaus wird es möglich, die Krebsgeschwülste zuverlässiger in die verschiedenen Stadien einzuteilen und überdies auch noch zu erkennen, ob sich der Tumor noch auf die Prostata beschränkt oder bereits darüber hinaus gewuchert ist.

Erleichterung der Diagnose

Zuverlässigere Einteilung des Krebses

Krebsvorsorge durch Ernährung

Grundsätzlich gelten die Regeln der gesunden Vollwertkost, die beim Prostataadenom bereits vorgestellt wurden (s. S. 68 ff.), auch zur Prophylaxe des Prostatakarzinoms. Verbessert wird die Wirkung noch, wenn zusätzlich die neuesten Erkenntnisse zur vorbeugenden Ernährung berücksichtigt werden.

Vollwertkost

Neue Erkenntnisse zur vorbeugenden Ernährung

Das erste dieser Forschungsergebnisse besagt, daß eine Ernährungsweise, die sich an der asiatischen Küche orientiert, das Krebsrisiko der Prostata deutlich reduziert. Die Statistik belegt überzeugend, wie wirksam diese Vorsorge sein kann.

Asiatische Kost reduziert das Prostatakrebsrisiko

In China erkranken nur knapp 2 von 100 000 Männern am Prostatakrebs, in den westlichen Industrienationen sind es etwa 25mal so viele. Diese Erkenntnis ist so wichtig, daß es eigentlich kein Zögern bei der Änderung der üblichen falschen Ernährungsgewohnheiten geben dürfte.

Erhärtet wird der Zusammenhang zwischen Lebensbedingungen und Häufigkeit des Prostatakarzinoms noch durch eine andere Beobachtung: Wenn ein Japaner in die USA auswandert, erhöht sich bereits bei seinen Söhnen das Risiko, an Prostatakrebs zu erkranken, auf das durchschnittliche Niveau eines geborenen

Amerikaners. Das erklärt sich wahrscheinlich nicht allein aus der anderen Ernährungsweise, der gesamte amerikanische Lebensstil scheint dazu beizutragen. Aber die Ernährung nimmt unter den Faktoren, die den Lebensstil prägen, eine besonders große Bedeutung ein. Praktisch bedeutet das, man muß nicht gleich den ganzen asiatischen Lebensstil kopieren, um das Krebsrisiko zu senken, die geänderten Ernährungsgewohnheiten genügen dazu schon.

Sicher muß man dabei auch noch berücksichtigen, daß in Asien andere Lebensbedingungen als im Westen herrschen. Das schmälert die Bedeutung der asiatischen Küche zur Krebsprophylaxe aber nicht. Mittlerweile wurde das auch durch wissenschaftliche Studien zweifelsfrei nachgewiesen.

Nicht strikt an das asiatische Vorbild halten

Es ist aber nicht notwendig, sich strikt nach dem asiatischen Vorbild zu ernähren, manche der dort gültigen Regeln lassen sich mit den Grundlagen unserer Vollwertkost ohnehin nicht vereinbaren.

Wichtig ist, daß der »Trend« in der Ernährungsweise stimmt, die tägliche Kost sich also der asiatischen Küche annähert und gleichzeitig Elemente unserer Vollwertkost integriert.

Zwei Besonderheiten der in Asien gebräuchlichen Kost sind zur Krebsvorsorge besonders wichtig, nämlich die Auswahl der Fleischprodukte und der häufige Verzehr von Sojaprodukten.

Fleischkonsum deutlich reduzieren und helle Sorten bevorzugen

Für den *Fleischkonsum* gilt generell, daß er im Vergleich zur üblichen westlichen Zivilisationskost deutlich reduziert werden soll. Besonders wichtig ist überdies, daß man »helle« Fleischsorten bevorzugt, hauptsächlich Huhn und andere Geflügelarten. Rind- und Schweinefleisch sollte erheblich vermindert werden, wenn man nicht ganz darauf verzichten will. Diese »dunkleren« Fleischsorten stehen im begründeten Verdacht, das Krebsrisiko der Prostata zu steigern.

Die dunkleren Fleischsorten könnten das Krebsrisiko erhöhen

Die *Sojabohne* gehört zu den wichtigsten Kulturpflanzen und nimmt in der Weltwirtschaft eine bedeutende Stellung ein. In der asiatischen Küche werden Sojaprodukte traditionell als eines der Grundnahrungsmittel verwendet. Sie zeichnen sich durch reichlich hochwertiges Eiweiß, ungesättigte Fettsäuren, Vitalstoffe, Enzyme und eine Reihe weiterer Bestandteile aus.

Sojabohne

Inhaltsstoffe

Im westlichen, insbesondere im europäischen Kulturraum konnte sich die Sojabohne in der Ernährung nie gegen das Getreide durchsetzen. Aber seit die vegetarische Kost auch bei uns mehr Anhänger findet, werden Sojaprodukte (wie Tofu oder fleisch- und wurstähnliche Zubereitungen) häufiger verzehrt, insbesondere um den Bedarf an hochwertigem Eiweiß zu decken. Neben den seit langem bekannten Nähr- und Vitalstoffen befinden sich in der Sojabohne auch sekundäre Begleitstoffe, deren Bedeutung noch nicht lange erforscht wird.

Sojaprodukte

Bisher lassen sich die Wirkungen dieser Nahrungsbestandteile erst unvollständig beschreiben. Sie scheinen aber mindestens ebenso wichtig zur gesunden Kost wie die klassischen Vitamine, Mineralstoffe und Spurenelemente. Deshalb rechnet man sie im weiteren Sinne auch zu den Vitalstoffen. Ihre Bedeutung erkennt man zum Beispiel daran, daß Produkte zur Nahrungsergänzung mit Vitaminen und anorganischen Vitalstoffen auf längere Sicht nie die vollwertige Ernährung ersetzen können, weil sie diese Begleitstoffe nicht enthalten.

Sekundäre Begleitstoffe

Als wichtigste dieser Begleitstoffe in Sojabohnen gelten die *Flavonglykoside* (vor allem Daidzein und Genistein). Diese Naturstoffe sind als gelbe, orange, rote, blaue und schwarze Farbstoffe für Blüten, Früchte, Blätter und andere Pflanzenteile weit verbreitet. Es gibt eine große Anzahl von ihnen, die wahrscheinlich noch längst nicht alle bekannt, geschweige denn auf ihre Wirksamkeit erforscht sind. Immerhin stehen aber einige Wirkungen bereits fest, z. B. die Krebsvor-

Flavonglykoside

Daidzein und Genistein schützen vor Prostatakrebs

sorge, die im Rahmen dieses Buchs interessiert. Die beiden oben genannten *Daidzein* und *Genistein* wurden bereits besser erforscht, ihre vorbeugende Wirkung gegen Prostatakrebs kann als gesichert gelten, läßt sich allerdings noch nicht genau erklären. Da Sojabohnen diese beiden Flavonglykoside (aber auch noch andere, weniger gut erforschte) enthalten, ergibt sich vor allem daraus die krebsvorbeugende Wirkung.

Pflanzliche Hormone, die den Östrogenen ähneln

Darüber hinaus befinden sich in Sojabohnen pflanzliche (Phyto-)Hormone, die den weiblichen Östrogenen ähneln. Nachdem die Östrogentherapie wegen der seit kurzem nachgewiesenen hohen Risiken heute nur noch in Ausnahmefällen vertretbar ist, werden die Zubereitungen aus Sojabohnen inzwischen als Östrogenersatz bei klimakterischen Beschwerden empfohlen.

Sie scheinen sogar prophylaktisch gegen Brustkrebs zu wirken, aber das ist noch umstritten. Im Gegensatz zu den üblichen Östrogenmedikamenten erzeugen sie aber wahrscheinlich keinen Brustkrebs, wie von manchen Seiten einmal behauptet wurde.

Für Männer sind die Östrogene als gegengeschlechtliche (eben weibliche) Hormone interessant. Sie können der Wirkung von Testosteron entgegenwirken, das mit für das Prostatakarzinom verantwortlich gemacht wird. Auch da bleiben vorläufig noch Fragen offen, aber es spricht nichts dagegen, die Phytohormone der Sojabohne prophylaktisch zu nutzen.

Soja in Arzneimittelform

Wer Lebensmittel mit Soja nicht mag, muß sich dazu nicht zwingen. Die krebsvorbeugende Wirkung erreicht man auch durch Soja in Arzneimittelform (Kapseln aus der Apotheke). Sie können sogar von Vorteil sein, weil damit eine präzise Dosierung möglich ist.

Sojaprodukte können gut schmecken

Aber Sojaprodukte können wohlschmeckend sein, wenn man sie richtig zubereitet, und ermöglichen eine gesündere, fleischarme oder vegetarische Ernährung.

> Letztlich muß jeder für sich selbst entscheiden, in welcher Form er Soja verwenden will. Empfehlenswert ist der Gebrauch jedenfalls, um Krebs vorzubeugen.

Die folgende Ernährungsempfehlung hat mit der asiatischen Küche nichts zu tun, läßt sich aber problemlos in diese integrieren. Es geht dabei um *Tomaten,* die nach einer großen Studie des Nationalen Krebsinstituts der USA in Washington das Krebsrisiko beträchtlich verringern. An dieser Studie nahmen 47 000 Amerikaner zwischen 40 und 75 Jahren teil, insgesamt dauerte sie 12 Jahre. Das Ergebnis kann aufgrund der hohen Teilnehmerzahl und der langen Beobachtungsdauer als gesichert gelten. Die Autoren dieser Studie, an erster Stelle der Harvard-Professor Edward Giovannuci, werteten insgesamt 72 Einzelstudien aus. Alle Teilnehmer führten genau Tagebuch über ihre Ernährung und über ihr Wohlbefinden. Nach Abschluß der Studie waren 2481 Teilnehmer am Prostatakarzinom erkrankt. Die Wissenschaftler verglichen nun die Angaben zur Ernährung der Krebskranken mit denen der nicht an Krebs erkrankten Männer. Dabei stellte sich heraus, daß die Tomaten entscheidenden Anteil an der Krebsvorbeugung hatten.

Tomaten verringern das Krebsrisiko

Amerikanische Studie

Die Krebsprophylaxe durch Tomaten fiel bei den verschiedenen Tumorerkrankungen unterschiedlich gut aus. Am besten beugten sie Prostata-, Magen- und Lungenkrebs vor, aber auch noch einigen anderen, vor allem Gebärmutter-, Brust-, Mundhöhlen-, Speiseröhre- und Bauchspeicheldrüsentumoren.

Daraus ergibt sich die eindeutige Empfehlung, zur Krebsvorsorge Tomaten in den Speiseplan aufzunehmen. Schon 2 Portionen Tomatensuppe oder -soße pro Woche genügten, um das Risiko des Prostatakarzinoms um bis zu 36 % zu reduzieren. Werden die Tomaten häufiger verzehrt, verbessert sich auch die Prophylaxe.

Eindeutige Empfehlung: Tomaten zur Krebsvorsorge essen

Im Rahmen der Studie wurden die Tomaten roh, als Tomatenpaste, Ketchup, Spaghettisoße, Salsa und Suppe zugeführt. Bei allen Zubereitungsformen war

Es kommt nicht auf die Zubereitung an

Tomatenprodukte sind noch besser als rohe Tomaten

die krebsvorbeugende Wirkung nachweisbar. Das Kochen und die industrielle Verarbeitung der Tomaten beeinträchtigte die Wirkung nicht, im Gegenteil, die Tomatenprodukte boten sogar noch mehr Schutz als rohe Tomaten. Vermutlich erklärt sich das daraus, daß bei der Zubereitung die Zellwände der Tomaten aufgelöst werden und mehr krebshemmende Wirkstoffe in den Körper gelangen. Da industriell hergestellte Tomatenzubereitungen allerdings oft zu viel Fett und Zucker enthalten, können sie doch nicht uneingeschränkt empfohlen werden, besser eignen sich die selbst zubereiteten Tomatengerichte.

Am besten sind selbst zubereitete Tomatengerichte

Der Krebsschutz durch Tomaten steht außer Zweifel, aber er läßt sich noch nicht genau erklären. Im Blut der Versuchsteilnehmer, die häufig Tomaten verzehrten, wies man einen hohen Gehalt an *Lycopin* nach. Dieser gelbrote Pflanzenfarbstoff gehört zu den Karotinoiden, die als Farbstoffe in vielen Pflanzen enthalten sind. Das Lycopin aus Tomaten wirkt (ähnlich wie die Vitamine A, C und E) hauptsächlich als »Radikalenfänger«. Das bedeutet, es kann Atome, Moleküle und deren Bruchstücke (»freie Radikale«), die ständig auf uns einwirken, unschädlich machen.

Lycopin

Wirkt als Radikalenfänger

Freie Radikale

Es führte zu weit, diese Stoffe genauer zu erklären. Typisch ist, daß sie ein einzelnes »ungepaartes Elektron« (eine chemische Eigenart) besitzen und meist sehr reaktionsfreudig sind. Die chemischen Reaktionen, an denen freie Radikale beteiligt sind, laufen sofort und vollständig ab und können nicht mehr rückgängig gemacht werden. Sie stehen im Verdacht, das Altern und verschiedene Erkrankungen (wie Krebs, Arteriosklerose) zu begünstigen.

In der Krebsprophylaxe ist Lycopin den reinen »Radikalenfängern« aber überlegen. Nach dem neuesten Stand der Forschung scheint es ein Gen zu beeinflussen, das als *Connexin 43* bezeichnet wird. Dieses Gen ist für die Herstellung eines Eiweißes zuständig, das in den Geweben für die Kommunikation zwischen den Zellen sorgt.

Connexin 43

Störungen des Informationsaustauschs zwischen Zellen innerhalb eines Gewebeverbunds können eine Grundursache von Krebs sein, weil die Zellen ihr Wachstum dann nicht mehr aufeinander abstimmen. Ob diese Lycopinwirkung auch bei anderen Krebskrankheiten gilt, läßt sich noch nicht sicher beantworten. Jedenfalls stellte man im Tumorgewebe der Prostata fest, daß die Kommunikation zwischen den Zellen beeinträchtigt ist. Wenn Lycopin die Informationen zwischen Zellen verbessert, beugt das der ungesteuerten Zellwucherung vor.

Mögliche Grundursache von Krrebs

Nachdem Lycopin als wichtig für die krebshemmende Wirkung identifiziert war, stellte man es isoliert her, um ein Nahrungsergänzungsmittel zu entwickeln. Allerdings konnte noch nicht nachgewiesen werden, daß das isolierte Lycopin auch das Krebsrisiko senkt.

Es ist unklar, ob isoliertes Lycopin auch das Krebsrisiko senkt

Nach heutigem Stand der Forschung wirkt nur der Verzehr von Tomaten und Tomatenprodukten vorbeugend gegen Krebs.

Das ist auch nicht weiter verwunderlich, sondern zum Beispiel auch von Heilpflanzen bekannt, deren isolierte Hauptwirkstoffe nicht so gut helfen wie das natürliche Produkt mit der Vielfalt seiner Bestandteile. Es mag durchaus sein, daß Lycopin nur dann krebshemmend wirkt, wenn seine natürlichen Begleitstoffe ebenfalls vorhanden sind. Das bestätigt die Empfehlung, zur Gesundheitsvorsorge allgemein eine vollwertige Kost mit reichlich Obst und Gemüse zu verzehren.

Ebenfalls zu den neuesten Erkenntnissen gehört, daß Lycopin am besten wirkt, wenn genügend *Vitamin D* vorhanden ist. Im weiteren Sinn gehört also auch dieses Vitamin zu den krebsvorbeugenden Wirkstoffen. Das bedeutet aber nicht, daß ohne fachliche Verordnung und Verlaufskontrolle Vitamin-D-Arzneimittel eingenommen werden sollten. Bei zu hoher Zufuhr kann sich das fettlösliche Vitamin im Körper an-

Vitamin D

Nur nach fachlicher Verordnung einnehmen

reichern und wirkt dann als Giftstoff. Normalerweise deckt die vollwertige Kost den Vitamin-D-Bedarf. Besonders viel davon enthalten z. B. Süßwasser- und Seefische, Fischdauerwaren (wie Bismarckhering, Bückling), Kalbfleisch und alle bei uns bekannten Pilze. Geflügel- und Rinderleber sind zwar ebenfalls Vitamin-D-reich, in der Leber reichern sich heutzutage aber oft Umweltgifte und Tierarzneimittel an, deshalb ist Leber grundsätzlich nicht mehr zu empfehlen.

Vitamin-D-Vorkommen

Damit der Körper das aktive Vitamin D aus Vorstufen in der Haut bildet, benötigt er ausreichend UV-Strahlen. Man muß sich aber nicht zu lange der Strahlung aussetzen und eine Hautkrebserkrankung riskieren. Selbst bei bedecktem Himmel treffen noch genügend UV-Strahlen auf die Haut, so daß bereits 20–30 Minuten Aufenthalt im Freien zur Vitamin-D-Synthese ausreichen.

Zum Abschluß sei noch erwähnt, daß eine chinesische Studie, Anfang 2004 veröffentlicht, zu dem Ergebnis kommt: Grüner Tee kann dem Prostatakarzinom vorbeugen. Diese Wirkung läßt sich zwar noch nicht genau erklären, aber das spielt in der Praxis auch keine Rolle. Wer diesen Tee gerne trinkt und nicht infolge des Gerbstoffgehalts an chronischer Stuhlverstopfung leidet, kann ihn ohne weiteres im Rahmen der gesunden Ernährung mit zur Krebsprophylaxe nutzen.

Grüner Tee kann dem Prostatakarzinom vorbeugen

Noch unklar ist, ob der grüne Tee auch ohne begleitende Ernährungsänderungen ausreichend krebsvorbeugend wirken kann. Besser ist es in jedem Fall, ihn mit den bereits vorgestellten anderen krebshemmenden Bestandteilen der Vollwertkost zu kombinieren. Zum Schwarztee, der bei uns gebräuchlicher ist, findet sich derzeit in der Fachliteratur noch kein Hinweis auf eine krebsvorbeugende Wirkung. Es ist durchaus vorstellbar, daß die Fermentation des Schwarztees die Prophylaxe verhindert, aber das muß zunächst erst genauer erforscht werden.

Kombination mit anderen krebshemmenden Nahrungsmitteln

Behandlung des Prostatakarzinoms

Welche therapeutischen Methoden beim Prostatakrebs eingesetzt werden, richtet sich vor allem nach dem Stadium der Krankheit, dem Alter und Allgemeinzustand des Patienten.

Grundsätzlich wird im Stadium A und B eine chirurgische Behandlung empfohlen, beim fortgeschrittenen Karzinom dagegen meist medikamentös behandelt. In jedem Fall soll zusätzlich eine Therapie mit Naturheilverfahren erfolgen, damit nicht allein der örtliche Tumor bekämpft, sondern auch die allgemeinen Grundlagen der Krebsentstehung beeinflußt werden.

Immer zusätzlich eine Therapie mit Naturheilverfahren

Konservative Therapie beim latenten »Haustierkrebs«

Ob das latente Prostatakarzinom überhaupt eine Behandlung erfordert, ist umstritten. Da es oft bis zum Lebensende »stumm« bleibt, kann es durchaus vertretbar sein, überhaupt nichts zu unternehmen und lediglich durch regelmäßige Ultraschalluntersuchung der Prostata zu kontrollieren, ob die Veränderungen fortschreiten. Man erkennt das bei regelmäßigen Kontrolluntersuchungen frühzeitig genug, um bei Bedarf rechtzeitig eine Therapie einzuleiten. Allerdings bestehen auch keine Einwände gegen den Gebrauch von Naturheilmitteln in diesem Stadium, die verhindern können, daß es zur Weiterentwicklung des Tumors kommt. Das entscheidet je nach Einzelfall immer der Arzt.

Ist eine Behandlung im latenten Stadium notwendig?

Besteht bereits das Frühstadium A, muß sorgfältig abgewogen werden, ob die möglichen Risiken einer Operation, die von der Schulmedizin für notwendig erachtet wird, in Kauf genommen werden können. Wenn ein erfahrener Arzt für Naturheilkunde den Patienten ständig betreut, kann man auch in dieser frühen Phase zunächst noch einen Versuch mit der medi-

Frühstadium A

kamentösen Behandlung wagen; erst wenn das Karzinom trotz dieser Therapie nicht in Schach gehalten, vielleicht sogar teilweise zurückgebildet wird, ist der chirurgische Eingriff unumgänglich.

Stadium B

Im Stadium B muß in fast jedem Fall rasch operiert werden. Anschließend soll über längere Zeit mit natürlichen Mitteln nachbehandelt werden.

Arzneimittel der Schulmedizin

Männliche Geschlechtshormone beschleunigen das Tumorwachstum

Die medikamentöse Behandlung der offiziellen Medizin beim Prostatakarzinom beruht hauptsächlich auf der Tatsache, daß die männlichen Geschlechtshormone das Tumorwachstum beschleunigen. Deshalb versucht man, den Einfluß dieser Hormone zu vermindern. Da die chirurgische Kastration (siehe dort) ein schwerwiegender, nicht mehr rückgängig zu machender Eingriff ist, der auch psychisch schwer belastet, wendet man zunächst oft Arzneimittel an.

Hemmung der Testosteronproduktion

LH-RH-Agonisten

Die medikamentöse Hemmung der Produktion des männlichen Geschlechtshormons Testosteron gehört heute zu den wichtigsten nichtchirurgischen Behandlungsmethoden der Schulmedizin beim Prostatakarzinom. Dazu verwendet man *LH-RH-Agonisten*. Sie greifen in die körpereigene Regulierung der Testosteronbildung durch die übergeordnete Hirnanhangdrüse ein.

Es wird weniger Testosteron gebildet

Dieser komplizierte biochemische Vorgang muß hier nicht näher beschrieben werden. Vereinfacht gesagt hat er zur Folge, daß im Körper weniger Testosteron gebildet wird. Das kann zum verlangsamten Wachstum, Stillstand oder sogar zur Verkleinerung des Karzinoms führen und die Symptome rasch lindern.

Behandlung wird gut vertragen

Die Behandlung durch LH-RH-Agonisten wird relativ gut vertragen, insbesondere, wenn die Medikamente nicht eingenommen oder gespritzt, sondern über die Nasenschleimhaut aufgenommen werden. Dazu eignet sich vor allem der Wirkstoff *Buserelin,* der die Testosteronausschüttung wesentlich stärker und länger als andere Medikamente hemmt. Allerdings spricht nicht jeder Prostatatumor darauf an. Ein Versuch kann im Einzelfall aber empfohlen werden.

Buserelin

Hormonelle Medikamente

Eine andere Möglichkeit, in den männlichen Hormonhaushalt einzugreifen, besteht in der Verabreichung gegengeschlechtlicher (also weiblicher) Hormone. Auch damit kann rasch eine Besserung erreicht werden, das weitere Wachstum des Tumors wird gehemmt, oder er verkleinert sich sogar. Einfach gesagt bewirken die Östrogene, daß im Tumor die Rezeptoren (Empfänger) für die wachstumsfördernden männlichen Geschlechtshormone blockiert werden. Das gelingt jedoch nicht bei allen Prostatakarzinomen.

Verabreichung von Östrogenen

Die Behandlung mit Östrogenen ist weniger gut verträglich als die mit LH-RH-Agonisten. Als Nebenwirkungen drohen vor allem Impotenz, Herz-Kreislauf-Beschwerden, Thrombosen und Depressionen. Außerdem vergrößert sich häufig die männliche Brust; das soll durch eine vorherige Bestrahlung vermieden werden, die aber eine zusätzliche Belastung darstellt. Deshalb wird man heute möglichst nicht mehr durch Östrogene, sondern durch die LH-RH-Agonisten behandeln.

Nebenwirkungen

Zytostatika hemmen des Tumorwachstum

Diese Arzneimittel verhindern oder verzögern die Teilung von Zellen, indem sie ihren Stoffwechsel beeinflussen. Ihre Anwendung bei Krebs beruht auf der Tatsache, daß sich die Tumorzellen der Kontrolle entzogen haben und rascher als gesunde Zellen teilen; deshalb sollen sie früher und stärker durch die Medikamente geschädigt werden.

Verhindern oder verzögern die Zellteilung

Zytostatika können nicht auf Krebszellen beschränkt werden

Die Unterschiede zwischen gesunden und krebsig entarteten Zellen erwiesen sich in der Praxis aber als zu gering, um die Wirkung der Zytostatika auf die Krebszellen zu beschränken; sie greifen immer auch die gesunden an. Deshalb treten ernste, zum Teil lebensgefährliche Nebenwirkungen auf, vor allem:

Ernste Nebenwirkungen

- Schädigung des Knochenmarks mit Störungen der Blutbildung
- Störungen an Haut und Haaren, oft zeitweise völliger Haarausfall
- Erhebliche Magen-Darm-Beschwerden mit schlechterer Verwertung der Nahrung
- Giftwirkung auf die Nieren, unter Umständen Nierenversagen
- Organschäden vor allem an Herz, Lungen, Leber und Nervensystem
- Schwere Beeinträchtigung der körpereigenen Abwehrkräfte, so daß unter Umständen schon eine leichtere Infektion tödlich enden kann; außerdem wird dadurch die Fähigkeit des Körpers vermindert, sich aktiv gegen die Krebskrankheit zu wehren
- Starke Blutungen, die ebenfalls lebensbedrohlich werden können
- Deutliche psychische Veränderungen, z. B. schwere Depressionen; wahrscheinlich können sie indirekt die Abwehrfähigkeit des Körpers gegen Krebs weiter vermindern
- Ferner droht beim Zerfall des Tumors die Ausschwemmung giftiger Stoffwechselprodukte. Das kann schlimmstenfalls auch tödlich enden

Fraglicher therapeutischer Nutzen

Diesen zahlreichen ernsten Nebenwirkungen steht der fragliche therapeutische Nutzen gegenüber.

Eine nachweisbare Verbesserung der Überlebenschancen durch Zytostatika konnte nur bei wenigen Krebsformen (vor allem Blut- und Lymphkrebs) erreicht werden, bei allen anderen Tumorerkrankungen ist umstritten, ob Zytostatika überhaupt einen Sinn haben.

Oft verlängern sie wohl nur unnötig die Leidenszeit und stehen einer erfolgversprechenderen Behandlung durch natürliche Heilmittel entgegen. (Aufschlußreich ist in diesem Zusammenhang, daß bei einer Befragung amerikanischer Krebstherapeuten die Mehrzahl angab, sich selbst im Falle einer Krebserkrankung nicht durch Zytostatika behandeln zu lassen.)

Unnötige Verlängerung der Leidenszeit

Auch beim Prostatakarzinom ist fraglich, ob man durch zellwachstumshemmende chemische Medikamente tatsächlich eine Besserung erreicht; die Nebenwirkungen werden den Nutzen oft überwiegen.

Wenn trotz aller Vorbehalte im Einzelfall einmal Zytostatika gegeben werden sollen, kann man die Risiken wenigstens vermindern und die Wirkungen verbessern, indem man mehrere Wirkstoffe in relativ geringer Einzeldosis verabreicht. Dann können die Nebenwirkungen geringer ausfallen, und die Krebszellen werden auf verschiedene Weise geschädigt, was die Wirkung der Therapie verbessert.

Mehrere Wirkstoffe in relativ geringer Einzeldosis

Aber ehe man sich zu einer solchen Behandlung entschließt, sollte immer ein biologisch orientierter, erfahrener Arzt zugezogen werden; er kann beurteilen, ob als Alternative natürliche Medikamente genügen oder zumindest neben und nach der zytostatischen Behandlung verabreicht werden sollen.

Einen biologisch orientierten Arzt hinzuziehen

Jedenfalls ist eine Operation mit radikaler Entfernung der Prostata immer der Behandlung durch Zytostatika vorzuziehen, wenn das Karzinom nicht inoperabel ist oder der Allgemeinzustand und das Alter des Patienten keine Operation mehr zulassen.

Eine Operation ist der Behandlung mit Zytostatika vorzuziehen

Naturheilmittel bei Prostatakrebs

Der biologischen Krebsmedizin geht es nicht in erster Linie darum, den Tumor der Vorsteherdrüse als ört-

Die Naturmedizin versucht, den gestörten Stoffwechsel zu verbessern

lichen Ausdruck der Krebskrankheit zu bekämpfen. Vornehmlich versucht sie, den gestörten Stoffwechsel, die Zellatmung und die Abwehrfunktionen wieder zu verbessern, damit der Geschwulst die allgemeinen Grundlagen entzogen werden. Die gezielte Tumorbehandlung kann dann besser wirken, weil der Körper selbst an der Überwindung der Krebskrankheit mitwirkt. Das setzt freilich voraus, daß man sich in die Behandlung eines erfahrenen Biomediziners begibt, der die notwendigen individuellen Maßnahmen verordnet und den Krankheitsverlauf überwacht, Selbsthilfe kommt bei Krebs niemals in Frage.

Selbsthilfe ist bei Krebs nicht erlaubt

Die natürliche Krebstherapie schließt eine Operation nicht aus

Die natürliche Krebstherapie schließt eine Operation nicht aus und kann bedingt auch mit der Hormontherapie kombiniert werden. Zytostatika und Strahlenbehandlung dagegen lassen sich schwer damit vereinbaren. Im allgemeinen wird man zunächst längere Zeit biologisch behandeln und erst dann chemische Medikamente und Strahlen einsetzen, wenn man keine ausreichende Wirkung erzielte.

Zellwachstumshemmende Medikamente

Arzneimittel, die das Wachstum der Krebszellen verzögern

Auch die biologische Krebstherapie verwendet Arzneimittel, die das Wachstum der Krebszellen verzögern oder verhindern. Dabei handelt es sich aber um keine chemischen Wirkstoffe, sondern um natürliche Substanzen, die zu keinen schwerwiegenden Nebenwirkungen führen.

Mistel

Das wichtigste Zytostatikum der Naturheilkunde ist die *Mistel,* eine Heilpflanze, die als Halbschmarotzer auf Bäumen wächst.

In der Volksmedizin wird sie seit langem zu verschiedenen Zwecken verwendet. Wissenschaftliche Untersuchungen ergaben bei Krebs die folgenden Hauptwirkungen:

Hauptwirkungen

- Hemmung der Zellteilung im Tumor ähnlich wie durch chemische Zytostatika, aber ohne deren ernste Nebenwirkungen.

- Verbesserung der Verträglichkeit und Wirkung der chemischen Zytostatika (sofern diese zusätzlich überhaupt angezeigt sind), so daß diese meist niedriger dosiert werden können; auch die im Einzelfall vielleicht durchgeführte Strahlentherapie wird durch Misteln unterstützt und besser verträglich.
- Anregung der körpereigenen Abwehrkräfte gegen die Tumorzellen (chemische Zytostatika dagegen schwächen die Körperabwehr), so daß sich der Organismus selbst aktiv an der Krebsbekämpfung beteiligt; das verbessert die Prognose oft entscheidend.
- Verbesserung des Allgemeinbefindens, Linderung von Schmerzen und Aufhellung der krankheitsbedingt oft depressiv-mutlosen Stimmungslage; dadurch können Schmerzmittel, die zu erheblichen Nebenwirkungen führen, eingespart werden, die Wirkungen auf das Seelenleben stärken den Überlebenswillen, der bei Krebskrankheiten besonders wichtig ist.

Misteln werden meist in unterschiedlich starken homöopathischen Zubereitungen verabreicht. Die Einnahme durch den Mund hilft bei Krebs nicht, die Medikamente müssen vom Arzt gespritzt werden.

Die Medikamente müssen vom Arzt gespritzt werden

Andere zytostatische Naturheilmittel konnten sich neben der Mistel noch nicht so deutlich durchsetzen. Im Einzelfall kann der Arzt das eine oder andere verordnen, im allgemeinen genügt aber die Grundbehandlung durch Mistel-Arzneimittel.

Arzneimittel zur Abwehrsteigerung

Entartete Zellen treten ständig auf

Entartete Zellen, die zu einem Tumor führen können, treten wahrscheinlich bei jedem Menschen ständig auf. Normaler weise werden sie von den Abwehrregulationen des Körpers sofort erkannt und vernichtet, ehe sich daraus eine Geschwulst bilden kann. Weshalb die Abwehr bei Krebskranken versagt, ist heute noch nicht endgültig geklärt, neben falschen Ernährungs-

Weshalb versagt die Abwehr bei Krebskranken?

und Lebensgewohnheiten spielen wahrscheinlich seelische Einflüsse eine wichtige Rolle.

> Eine der vornehmsten Aufgaben der biologischen Krebstherapie besteht darin, die Körperabwehr gegen die entarteten Zellen wieder zu aktivieren. Die Schulmedizin achtet darauf viel zu wenig, Zytostatika und Strahlentherapie schwächen die Abwehrkräfte noch zusätzlich.

Zu den wichtigsten abwehrsteigernden Naturheilverfahren gehören:

Zellgewebsextrakte

- Homöopathisch zubereitete *Zellgewebsextrakte,* die im Gegensatz zur umstrittenen Frischzellentherapie nie zu unerwünschten Nebenwirkungen führen.

Nosodentherapie

- Homöopathische *Nosodentherapie,* bei der abgetötete Krebszellen in homöopathischer Verdünnung in Lymphknoten injiziert werden, um die Abwehrstoffe des Lymphsystems so zu »schulen«, daß sie gezielt die Tumorzellen angreifen.

Vincetoxicum

- *Vincetoxicum,* eine Heilpflanze, die man auch als Hundswürger oder Schwalbenwurz kennt; in homöopathischer Zubereitung verabreicht stärkt sie nicht nur die Abwehrkräfte, sondern normalisiert auch die krebsfördernden Veränderungen des Stoffwechsels und der Zellatmung, beschleunigt die Heilung nach einer Operation und verbessert die Wirkung und Verträglichkeit einer Therapie durch Zytostatika oder Bestrahlungen (sofern diese überhaupt erforderlich ist).

Thymusextrakte

- *Thymusextrakte,* die teilweise auch in homöopathischer Zubereitung verabreicht werden, sorgen ebenfalls für die deutliche Aktivierung der Abwehrkräfte gegen den Tumor; außerdem verbessern sie die Wirkung und Verträglichkeit einer im Einzelfall vielleicht angebrachten Strahlentherapie.

Enzymgemische

- *Enzymgemische* wirken auf unterschiedliche Weise

gegen Krebs; insbesondere können sie die körpereigenen Abwehrstoffe gegen die Tumorzellen »scharfmachen« und die Zelltrümmer, die beim Angriff auf die entarteten Zellen entstehen, rasch vernichten; außerdem werden die Geschwülste selbst von den Enzymen attackiert und die gestörten allgemeinen Stoffwechselfunktionen normalisiert; nach einer Operation beugen die Enzyme der Aussaat von Tochterzellen vor.

Einzelne dieser abwehrsteigernden Naturheilmittel genügen allerdings nicht, um den Tumor so gut wie möglich zu beeinflussen.

Krebszellen sollten gleichzeitig durch mehrere Wirkstoffe angegriffen werden

Keine Selbsthilfe!

Auch bei der biologischen Krebstherapie kommt es meist darauf an, die Krebszellen gleichzeitig durch mehrere Wirkstoffe von verschiedenen Seiten her anzugreifen. Welche Medikamente dazu im Einzelfall angezeigt sind, entscheidet immer der Arzt, *zur Selbsthilfe kommen auch die rezeptfreien Naturheilmittel nicht in Frage.*

Andere Naturheilverfahren

Die biologische Krebstherapie kennt noch eine Reihe anderer Maßnahmen, um Tumoren wirksam und mit wenigen Nebenwirkungen zu bekämpfen.

Krebsdiät

Zur Grundbehandlung wird bei allen bösartigen Geschwülsten die *Krebsdiät* empfohlen, die von der offiziellen Medizin allenfalls bei Krebs im Bereich der Verdauungsorgane anerkannt wird. Aus der Sicht der Naturheilkunde soll diese Diät helfen, die von der offiziellen Medizin nicht berücksichtigten allgemeinen Ursachen der Krebskrankheit zu beseitigen, also vor allem die Stoffwechselfunktionen und die Zellatmung wieder normalisieren.

Individuell vom Arzt verordnet

Die Krebsdiät wird individuell vom Arzt verordnet, deshalb muß hier nicht genauer darauf eingegangen werden. Einleitend entspricht sie weitgehend der beim Adenom beschriebenen Vollrohkost (s. S. 65 ff.), nach

Besserung wird sie ähnlich wie die streng vegetarische Vollwertkost zusammengestellt, die sich dann zur dauernden Ernährung eignet.

Vitamin E

Die gesunde Ernährung führt dem Körper auch *Vitamin E* zu, aber das genügt allenfalls zur Vorbeugung. Wenn bereits ein Prostatatumor besteht, muß das Vitamin in der Regel als Arzneimittel höher dosiert verabreicht werden, sonst tritt keine ausreichende Wirkung ein. Die erforderliche Dosis wird individuell vom Therapeuten bestimmt.

Neueste Erkenntnisse

> Nach neuesten Erkenntnissen der New Yorker University of Rochester kann Vitamin E das Wachstum entarteter Prostatazellen sogar besser als die gebräuchlichen chemischen Medikamente unterdrücken. Leider wird diese Tatsache bisher noch kaum beachtet.

In Laborversuchen stellten die amerikanischen Wissenschaftler fest, daß Vitamin E die Ausbildung der Stellen in den Krebszellen, an denen die männlichen Geschlechtshormone andocken, gezielt hemmt. Da diese Stellen für das Fortschreiten des Prostatakarzinoms unentbehrlich sind, blockiert Vitamin E also das Wachstum der Tumorzellen, der Krebs kann sich nicht weiter ausbreiten. Das bedeutet zwar noch keine Heilung, kann aber andere Therapien wirksam ergänzen oder sogar überflüssig machen.

Vitamin E blockiert das Wachstum der Tumorzellen

Hält man das Tumorwachstum durch Vitamin E in Schach, können viele Patienten mit dem Krebs leben und überleben, ohne daß sie die Nebenwirkungen der chemischen Arzneimittel in Kauf nehmen müßten.

Dadurch können viele Patienten mit dem Krebs leben

Bei Bedarf ist es möglich, Vitamin E mit einem chemischen Medikament gegen Prostatakrebs zu kombinieren. Dadurch erzielten die New Yorker Forscher die besten Resultate in ihrer Studie.

Kombination mit einem chemischen Medikament gegen Prostatakrebs

Mehrere Wissenschaftler empfehlen, die gesamte Vitamin-E-Gruppe zur Krebsprophylaxe zu verwenden. Es gibt nämlich nicht nur ein Vitamin E, bisher sind insgesamt 8 vitaminwirksame Verbindungen bekannt. Unterschieden werden je 4 Tocopherole und Tocotrienole, die jeweils mit den griechischen Buchstaben alpha, beta, gamma und delta bezeichnet werden.

alpha-Tocopherol

Als »Hauptvitamin« dieser E-Gruppe gilt *alpha-Tocopherol,* das auch in vielen Vitamin-E-Präparaten enthalten ist. Eine wissenschaftliche Studie ergab, daß die hohe Gabe von alpha-Tocopherol das Risiko von Prostatakrebs nur dann um maximal 68 % verringern konnte, wenn gleichzeitig die anderen Vitamine der E-Gruppe vorhanden waren. Die Versorgung sollte deshalb durch geeignete, fachlich verordnete Vitamin-E-Präparate auf natürlicher Basis sichergestellt werden, hauptsächlich pflanzliche Öle (wie Sonnenblumen- und Weizenkeimöl) mit der natürlichen Vielfalt aller E-Vitamine.

Pflanzliche Öle mit der natürlichen Vielfalt aller E-Vit-amine

Selen

Seit einiger Zeit diskutiert man in Fachkreisen, ob das lebenswichtige Spurenelement *Selen* sich ebenfalls zur Krebsprophylaxe eignet. Dabei wurde auch die Frage aufgeworfen, ob eine Kombination aus Vitamin-E-Gruppe und Selen noch besser wirkt. Dazu wurde 2003 eine wissenschaftliche Studie gestartet, die 10 Jahre dauern soll und über 700 Männer begleitet. Dabei handelt es sich um Patienten mit höherem Risiko, bei denen bereits ein Verdacht auf Prostatakarzinom bestand (z. B. bei erhöhtem PSA-Wert), die Gewebeuntersuchung den Krebs aber (noch) nicht bestätigte.

Negative Biopsy Study

In dieser »Negative Biopsy Study« (= negative Gewebeuntersuchung) erhalten die Teilnehmer täglich 200 µg oder 400 µg Selenhefe oder ein Placebo.

Watchful Waiting Study

In einer weiteren sogenannten »Watchful Waiting Study« (= aufmerksames Abwarten) werden Patienten beobachtet, bei denen ein Prostatakarzinom nachgewiesen wurde, die vorläufig aber noch keine Therapie durchführen wollen. Vielmehr vertrauen sie zunächst auf häufige Kontrolluntersuchungen, die eine Wucherung des Karzinoms rechtzeitig diagnostizieren sollen (das bedeutet aufmerksames Abwarten). Bei ihnen werden täglich 200 µg oder 800 µg Selenhefe oder ein Placebo verabreicht.

Endgültige Resultate erst 2013

Obwohl die Studien erst bis 2013 zu endgültigen Resultaten führen, muß man mit der Selenprophylaxe natürlich nicht bis dahin warten. Ein Ergebnis steht nämlich heute bereits fest: Selenmangel erhöht das Krebsrisiko der Prostata um das 4- bis 5fache. Das ist Grund genug, Selen zur Vorbeugung anzuwenden.

Selenmangel erhöht das Prostatakrebsrisiko um das 4- bis 5fache

Der Therapeut muß entscheiden

Der Therapeut muß entscheiden, ob der natürliche Selengehalt der Vollwertkost dazu ausreicht oder Selenpräparate eingenommen werden sollen. Es empfiehlt sich nicht, solche Produkte in eigener Verantwortung zu gebrauchen, denn bei falscher Dosierung wird Selen rasch zum Gift.

Nicht in eigener Verantwortung gebrauchen

Omega-Fettsäuren können einen gewissen Schutz bieten

Neuerdings mehren sich die Hinweise darauf, daß die vor allem in Fischöl enthaltenen essentiellen (= lebenswichtigen) hochungesättigten *Omega-Fettsäuren* einen gewissen Schutz vor Prostataerkrankungen bieten können. (Bisher wendet man sie hauptsächlich zur Herz-Gefäß-Vorsorge an, da sie unter anderem erhöhte Blutfettwerte senken und die Blutgefäße vor Arteriosklerose schützen können.) Es ist noch zu früh, um das endgültig beurteilen zu können, aber ein Versuch mit diesen Fettsäuren lohnt sich.

Ein Versuch lohnt sich

In der üblichen Kost sind zu wenig Fischprodukte enthalten, um ausreichend Omega-Fettsäuren zuzuführen. Wenn die Ernährung nicht entsprechend umgestellt werden soll, können sie als Fertigprodukte verabreicht werden. Diese weisen einen standardisierten Wirkstoffgehalt auf und lassen sich daher genauer dosieren. Die Tagesdosis zur Vorsorge soll 1000 mg betragen, das wirkt gleichzeitig günstig auf das Herz-Gefäß-System, man erzielt also eine doppelte Wirkung.

Fertigprodukte

1000 mg Tagesdosis

Rote Bete

Eine wichtige Rolle bei der biologischen Krebstherapie spielen auch *rote Bete (rote Rüben)*, wie unter anderem der Berliner Krebsforscher Dr. Dr. Paul Gerhardt Seeger nachwies. Vor allem ihr roter Farbstoff hat eine ausgeprägte Wirkung auf den gestörten Stoffwechsel und die Sauerstoffverwertung der Krebszellen.

Deshalb sollten Rote-Bete-Konzentrate aus dem Reformhaus oder der Apotheke nach Verordnung grundsätzlich immer zur ergänzenden Krebstherapie verwendet werden. Salate und Säfte eignen sich allerdings kaum, davon müßte man jeden Tag zu viel einnehmen.

Rote-Bete-Konzentrate zur ergänzenden Krebstherapie

Bei der Mehrzahl der Krebskranken wird außerdem eine *Sanierung der Darmflora* notwendig. Die lebenswichtige Keimbesiedlung des Darms, die auch für die Abwehr- und Stoffwechselfunktionen notwendig ist, weist bei den meisten Krebspatienten unterschiedlich starke Schäden auf; zwar konnte ein Zusammenhang mit der Krebsentstehung noch nicht eindeutig nachgewiesen werden, die Naturmedizin nimmt ihn aber mit großer Wahrscheinlichkeit an. Durch bakterielle Symbioselenkung kann der Arzt die gesunde Darmflora wieder aufbauen und dadurch die Krebstherapie unterstützen.

Sanierung der Darmflora

Zur Anregung der Zellatmung, Normalisierung des Stoffwechsels, Entgiftung und Stabilisierung des Säure-Basen-Haushalts im Körper kommt außerdem die *rechtsdrehende Milchsäure* (sie dreht die Schwingungsebene von linear polarisiertem Licht nach rechts) in Frage. Im Gegensatz zu der in Krebszellen überwiegenden linksdrehenden Milchsäure, die infolge der Zellstoffwechselveränderungen entsteht und die Krebskrankheit begünstigt, trägt die rechtsdrehende Form zur erfolgreichen Krebstherapie bei. Allerdings genügt es dazu nicht, milchsaure Nahrungsmittel (wie Joghurt, Kefir oder Sauerkraut) zu verzehren, damit führt man nicht genügend Milchsäure für die Therapie zu. Vielmehr wird der Arzt entsprechende Arzneimittel zur kurmäßigen Behandlung verordnen.

Rechtsdrehende Milchsäure

Hilft zur erfolgreichen Krebstherapie

Bei Schmerzen, die im Verlauf des Prostatakarzinoms (oft erst spät) eintreten, müssen nicht unbedingt starke Schmerz- und Betäubungsmittel verordnet werden. Auch die *Neuraltherapie* kann die Schmerzen unterdrücken, die nach der Diagnose des Tumors ihre lebenswichtige Funktion als Warnzeichen verloren haben. Dazu werden örtliche Betäubungsmittel (oft Pro-

Neuraltherapie bei Schmerzen

cain) eingespritzt, um die Weiterleitung der Schmerzen zu unterbrechen. Ganz ungefährlich ist diese Therapie zwar auch nicht, im Vergleich zu den starken chemischen Medikamenten aber wesentlich besser verträglich.

Seelische Hilfe

Schließlich spielt auch die *seelische Hilfe* bei Krebskrankheiten eine große Rolle. Mittlerweile mehren sich die Hinweise darauf, daß Krebs häufig (oder immer) auch durch psychische Einflüsse mitverursacht wird. Insbesondere die Unfähigkeit, Gefühle und eigene Bedürfnisse offen auszuleben, und ein langdauernder Zustand der Hoffnungslosigkeit scheinen dabei von zentraler Bedeutung.

Diagnose einer Krebserkrankung beeinträchtigt den psychischen Zustand

Es versteht sich von selbst, daß die Diagnose einer Krebserkrankung den psychischen Zustand noch stärker beeinträchtigt, vor allem Ängste und Hoffnungslosigkeit fördert. Dadurch werden die Abwehrkräfte weiter geschwächt.

Während die Schulmedizin diese körperlich-seelischen Zusammenhänge bisher viel zu wenig beachtet, versucht die alternativ-ganzheitliche Krebsmedizin, den Patienten ab der Diagnose einer Krebskrankheit regelmäßig seelisch zu betreuen. Die Überlebenschancen scheinen sich dadurch nach den bisherigen Erfahrungen zum Teil deutlich zu erhöhen.

Die Überlebenschancen scheinen sich zu erhöhen

Verschiedene Psychotherapien kommen beim Krebs in Frage.

Zur Grundbehandlung muß oft in tiefenpsychologischen Gesprächen alles verarbeitet werden, was in der Vergangenheit zur Unterdrückung von Gefühlen und Bedürfnissen und zur Hoffnungslosigkeit führte. Die Gruppenpsychotherapie mit anderen Krebspatienten hilft ebenfalls, den Umgang mit Ängsten und Gefühlen wieder richtig zu erlernen, und verhindert gleichzeitig die soziale Isolierung.

Gruppenpsychotherapien mit anderen Krebspatienten

Suggestionstherapien

Schließlich können Suggestionstherapien, kombiniert mit Hypnose oder Selbstentspannungstechniken, bei der Entwicklung positiver Vorstellungen helfen. Zum Teil prägt man sich dabei bildhaft ein, wie die körpereigenen Abwehrstoffe die Krebszellen besiegen. Diese Vorstellung, mit denen zum Beispiel die aus Amerika stammende Simonton-Therapie arbeitet, bewirken dann tatsächlich eine deutlich verbesserte, gezielte Abwehrleistung des Körpers.

Die Diagnose eines Prostatakarzinoms muß also kein Todesurteil bedeuten. Wenn man sich nicht auf die begrenzten Therapieangebote der Schulmedizin beschränkt, sondern die vielen alternativen Therapien durch erfahrene Naturärzte nutzt, kann man zwar auch nicht immer mit einer Heilung rechnen, aber die Überlebenschancen steigen.

Ultraschall zur schonenden Krebstherapie

Die Behandlung mit dem für menschliche Ohren nicht wahrnehmbaren Ultraschall ist seit langem bei verschiedenen Krankheiten gebräuchlich. Beim Prostatakarzinom wurde Ultraschall bisher nicht therapeutisch angewendet, sondern allenfalls zur Diagnostik. Inzwischen gibt es aber ein spezielles medizintechnisches Gerät, das in den USA zur Behandlung von Prostatakrebs entwickelt wurde. Im Augenblick gibt es weltweit erst fünf dieser Geräte, darunter nur eines in Deutschland, aber das wird sich voraussichtlich bald ändern. Grundvoraussetzung dafür ist, daß die gesetzlichen Krankenkassen die Kosten der Ultraschalltherapie (etwa € 8000) übernehmen.

Neues Gerät aus den USA zur Behandlung von Prostatakrebs

Man muß aber nicht abwarten, bis die Krankenkassen sich entschließen, diese Behandlung in ihren Leistungskatalog aufzunehmen. Wer dazu in der Lage ist, kann die Ultraschallbehandlung gegen das Prostatakarzinom natürlich selbst bezahlen. Die damit gewonnene Zeit kann unter Umständen das Leben retten.

In Heidelberg entwickelt

Dieses neue Verfahren beinhaltet Diagnostik und Therapie gleichzeitig. Entwickelt wurde es von der Heidelberger Klinik für Prostata-Therapie in Zusammenarbeit mit einem amerikanischen medizintechnischen Unternehmen in Indianapolis. Weltweit wurden bisher rund 2000 Patienten mit Prostatakrebs behandelt, überwiegend in den USA und Japan.

High Intensity Focussed Ultrasound

Die Heilmethode wird in Fachkreisen als *High Intensity Focussed Ultrasound* (HIFU) bezeichnet. Das läßt bereits das Wirkungsprinzip erkennen, nämlich den intensiven, scharf gebündelten Ultraschallkegel, der das Tumorgewebe zerstören kann. Dazu wird ein

Durchführung der Behandlung

Schallkopf in den Enddarm eingeführt, der zunächst eine Ultraschallaufnahme der Prostata erstellt. Auf dieser Grundlage berechnet dann der mit dem Schallkopf verbundene Computer genau, welche Anteile der Drüse mit Ultraschall bestrahlt werden müssen.

Die Behandlung erfolgt in leichter Narkose und dauert ungefähr 2 Stunden. Der Ultraschall durchflutet zwar die gesamte Prostata, aber der intensive, gebündelte Schallkegel wird genau auf die Drüsenanteile ausgerichtet, die der Rechner bei der Ultraschallaufnahme erfaßte. Das gewährleistet eine Therapie, die

Die Therapie konzentriert sich ganz auf den Tumor und schont das umgebende Gewebe

sich ganz auf den Tumor konzentriert und das umgebende gesunde Gewebe maximal schont. Der Computer lenkt den Ultraschallkegel Millimeter für Millimeter durch die gesamte Geschwulst. Auf dem Monitor kann der Arzt genau erkennen, wie sich der Ultraschallkegel allmählich durch den Tumor arbeitet.

Die verwendeten Ultraschallwellen mit einer Frequenz von 3 oder 4 Megahertz (MHz) werden wie mit einem Hohlspiegel auf den Brennpunkt konzentriert.

90–100 °C in der Krebsgeschwulst

Dadurch entwickelt sich in der Krebsgeschwulst eine Temperatur zwischen 90 und 100 °C, die alle Krebszellen zerstört. Diese Erhitzung wird so genau gesteuert, daß sich Organe und Gewebe in der Umgebung nicht erwärmen. Nach der Anwendung bleiben Zellreste zurück, die der Körper selbst abbaut.

Wirksame Therapie

Die bisherigen Erfahrungen ergeben, daß diese Therapie gut wirksam und bestens verträglich ist. Da nur eine leichte Narkose notwendig wird, schont man den Gesamtorganismus so gut wie möglich. Meist bleibt nach der Ultraschalltherapie auch die Potenz uneingeschränkt erhalten, ein für viele Männer besonders wichtiger Vorteil. Nebenwirkungen kommen relativ selten vor und sind unbedenklich, unter anderem vorübergehend blutiger Urin und blutiges Sperma.

Uneingeschränkte Potenz

Unbedenkliche Nebenwirkungen

Bislang läßt sich noch nicht genau beurteilen, ob die Überlebensrate nach der Ultraschalltherapie ebenso hoch wie nach der üblichen Operation liegt. Dazu müssen die Ergebnisse mehrjähriger Langzeitstudien abgewartet werden. Grundsätzlich spricht aber nichts dagegen, daß die schonende Ultraschallbehandlung der Operation in nichts nachsteht.

Die Betroffenen müssen also nicht noch jahrelang abwarten, bis die Langzeitstudien endgültig bestätigen, daß Ultraschall eine vollwertige Alternative zum Skalpell sein kann.

Das Problem besteht praktisch nur noch in der Kostenübernahme durch die Krankenversicherungen und die im Augenblick noch viel zu geringe Anzahl geschulter Mediziner.

Kostenübernahme ist das Problem

Die Strahlentherapie

Mit den radioaktiven Strahlen, die in der Schulmedizin häufig zur Krebstherapie eingesetzt werden, verhält es sich ähnlich wie mit den Zytostatika: Sie schädigen nicht nur die Tumorzellen, sondern auch gesundes Gewebe. Allerdings reagieren die entarteten Zellen etwas empfindlicher als gesunde auf die Strahlung. Deshalb kann man sie so dosieren, daß der Tumor zerstört, das gesunde Gewebe aber nicht übermäßig in Mitleidenschaft gezogen wird. Ganz läßt sich eine Schädigung

Radioaktive Strahlen schädigen auch gesundes Gewebe

Genaue Dosierung

gesunder Zellen jedoch nicht vermeiden, obwohl man inzwischen dank verbesserter Bestrahlungstechniken diese Nebenwirkungen deutlich vermindert hat.

Beim Zerfall des Tumors können giftige Stoffe freigesetzt werden

Neben der örtlichen Schädigung gesunder Zellen besteht auch bei der Strahlentherapie wieder die Gefahr, daß beim Zerfall des Tumors massenhaft giftige Stoffe freigesetzt werden, die auch gesundes Gewebe schwer beeinträchtigen. Außerdem kann bei längerer Radiotherapie die Körperabwehr zusammenbrechen, die zum Kampf gegen die Krankheit doch gerade aktiviert werden müßte.

Strahlenbehandlung nur, wenn keine Operation möglich ist

Aus diesen Gründen kommt eine Strahlenbehandlung nur dann in Frage, wenn bei einem aktiven Prostatakarzinom keine Operation möglich ist und weder die Behandlung durch Hormone noch durch Naturheilmittel die Wucherung zum Stillstand bringt.

Durch Naturheilmittel ergänzen

In solchen Fällen muß die möglichst schonende Strahlenbehandlung aber unbedingt durch verschiedene Naturheilmittel ergänzt werden, die den Tumor empfindlicher für die Strahlung machen und dem Zusammenbruch des Immunsystems vorbeugen. Unter dieser Voraussetzung kann die Radiotherapie trotz aller Risiken im Einzelfall hingenommen werden.

!

Keinesfalls soll im zufällig entdeckten Stadium 0 bestrahlt werden. Dadurch könnte der latente Tumor schlimmstenfalls erst aktiviert werden, während er ohne Bestrahlung mit einiger Wahrscheinlichkeit lange Zeit oder lebenslang stationär bleibt.

Quälende Reizblase oder Blasenentzündung

Neben den oben genannten allgemeinen Nebenwirkungen führt die Bestrahlung beim Prostatakarzinom oft zu einer hartnäckigen, quälenden Reizblase oder Blasenentzündung. Zu deren Vorbeugung oder Therapie werden ebenfalls Naturheilmittel verabreicht.

Eine neue, derzeit wohl die schonendste Methode der Strahlentherapie wurde an der Universität Tübingen entwickelt. Dabei wird eine spezielle Bestrahlungstechnik *(intensitätsmodulierte Strahlentherapie)* mit zwei anderen Techniken kombiniert. Im Ergebnis führt das zu deutlich weniger Nebenwirkungen als die übliche Strahlenanwendung.

Intensitätsmodulierte Strahlentherapie

Das komplizierte Verfahren ist nur mit Hilfe der Computertomographie (CT) möglich. Mit Hilfe der CT-Befunde lassen sich die Umrisse eines Prostatatumors genau erfassen. So wird es möglich, das gesunde Gewebe in der Umgebung der Geschwulst weitgehend auszublenden und lediglich den Tumor mit intensiver Strahlung zu bekämpfen.

Nur mit Hilfe der Computertomographie möglich

Möglicherweise kann die Strahlendosis sogar höher als bei der üblichen Bestrahlung liegen, weil das gesunde Gewebe kaum davon betroffen ist. Eine höhere Strahlendosis bedeutet in der Regel auch eine stärkere Wirkung auf die entarteten Zellen.

Möglicherweise höhere Strahlendosis als üblich

Das neue Verfahren geht sogar noch darüber hinaus, denn mit Hilfe der CT werden auch die Bewegungen des Organs mitberücksichtigt. Solche Bewegungen der Prostata erklären sich hauptsächlich aus der Füllung der Harnblase, die zu einer Verlagerung der Drüse führen kann. Indem man das berücksichtigt, erhöht sich die Zielgenauigkeit der Strahlentherapie erheblich, das gesunde Gewebe wird noch zuverlässiger geschont. Je geringer die Belastung des umgebenden Gewebes ausfällt, desto weniger Nebenwirkungen und Folgekrankheiten sind im allgemeinen zu befürchten.

Auch die Bewegungen des Organs werden mitberücksichtigt

Erhöhte Zielgenauigkeit

Chirurgische Behandlung

Die alternative Krebsmedizin lehnt eine operative Therapie nicht grundsätzlich ab, wenn dabei die Möglichkeit besteht, den Ersttumor vollständig zu entfernen. Allerdings rät sie dringend davon ab, ein Prostatakarzinom im Stadium 0, also den »Haustierkrebs«, chirurgisch zu behandeln. Dann besteht nämlich die Gefahr, daß einzelne Krebszellen ausgesät werden und Metastasen bilden. Dieses Risiko besteht zwar auch

Die alternative Krebsmedizin lehnt eine Operation nicht ab

Der »Haustierkrebs« sollte nicht operiert werden

bei einem fortgeschrittenen Tumor, muß dann aber oft in Kauf genommen werden; die zusätzliche und Nachbehandlung durch Naturheilmittel kann verhindern, daß die Tochterzellen anderswo im Körper zu Metastasen führen.

Radikaloperation in frühen Stadien

Indikationen für eine Operation

Als absolute Indikation für eine Operation des Prostatakarzinoms gelten die Tumoren im Stadium A und B, wenn die Wucherung sich noch innerhalb der Kapsel befindet.

Operation im Frühstadium A ist problematisch

Ob man im Frühstadium A tatsächlich schon operieren muß, wird allerdings von der biologischen Krebsmedizin nicht generell bejaht. Wer als Patient vor dieser Entscheidung steht, sollte vorher auch noch den Rat eines erfahrenen Naturarztes einholen.

Im Stadium B muß operiert werden

Spätestens im Stadium B führt an der Operation aber fast immer kein Weg mehr vorbei, wenn andere Heilverfahren das Tumorwachstum nicht zum Stillstand brachten. Sonst drohen nämlich nicht nur Metastasen, sondern das höhere Alter und der schlechtere Allgemeinzustand der Patienten können zu einem späteren Zeitpunkt eine Operation vielleicht unmöglich oder sehr riskant machen.

Verlauf der Operation

Bei dem Eingriff dringt man durch den Damm oder vom Unterbauch her zur Prostata vor. Sie wird radikal mitsamt der Kapsel und den Samenbläschen entfernt, zum Teil muß zusätzlich noch ein Stück des Blasenhalses entnommen werden. Häufig entfernt man auch benachbarte Lymphgefäße und -knoten, um Metastasen so gut wie möglich vorzubeugen.

Die Überrlebenschancen sind recht günstig

Die Überlebenschancen nach dieser Operation sind recht günstig, fast ²/₃ der Patienten überleben die nächsten 5 Jahre, können also wahrscheinlich als geheilt betrachtet werden. Besonders günstig wird die Prognose, wenn durch Naturheilverfahren längere Zeit nachbehandelt wird.

Kein höheres Risiko

Das Risiko liegt nicht höher als bei anderen chirurgischen Eingriffen. Allerdings hinterläßt die Prostataoperation bei jedem 10. Patienten dauernde Inkontinenz, das heißt, der Harnabgang kann nicht mehr willentlich kontrolliert werden. Bei fast allen operierten Männern kommt es außerdem zur Impotenz. Diese Folgewirkungen müssen jedoch in Kauf genommen werden, wenn ein Karzinom anders nicht zum Stillstand zu bringen ist.

als bei anderen Operationen

Bei fast allen operierten Männern kommt es zur Impotenz

Chirurgische Kastration beim metastasierenden Karzinom

Wenn ein fortgeschrittenes Prostatakarzinom bereits Tochtergeschwülste gebildet hat, kann der örtliche Tumor zwar auch chirurgisch entfernt werden, aber die Metastasen lassen sich in der Regel nicht mehr alle operieren. Deshalb versucht man dann, den Einfluß der männlichen Geschlechtshormone, die das weitere Tumorwachstum fördern, weitgehend auszuschalten.

Metastasen können nicht mehr operiert werden

Im allgemeinen sollte zunächst eine chemische Kastration durch LH-RH-Agonisten oder Östrogene erfolgen (s. S. 106). Führt das nicht zum Erfolg oder kann diese medikamentöse Behandlung im Einzelfall (z. B. wegen unvertretbarer Nebenwirkungen) nicht angewendet werden, bleibt als letzter Ausweg nur die chirurgische Kastration. Dabei werden beide Hoden entfernt. Dieser Eingriff muß aber wirklich das letzte Mittel bleiben, nachdem zuvor alle anderen Maßnahmen ausgeschöpft wurden, denn er belastet auch psychisch sehr stark. Bevorzugt wird er bei alten Männern jenseits des 70. Lebensjahrs vorgenommen, die sexuell weniger aktiv sind und durch die Kastration nicht mehr so stark belastet werden.

Zunächst chemische Kastration

Beide Hoden werden entfernt

Dieser Eingriff muß das letzte Mittel bleiben

In der Mehrzahl der Fälle kommt es nach der Hodenentfernungg rasch zur Besserung der Beschwerden, die Metastasen können sich vollständig zurückbilden. Allerdings spricht nicht jeder Prostatatumor darauf an, so daß die Chancen der chirurgischen Kastration sorgfältig überlegt werden müssen.

Meist rasche Besserung

Andere Erkrankungen der Prostata

Neben Adenomen und Karzinomen, den häufigsten Krankheiten der Vorsteherdrüse, kommen auch akute und chronische Entzündungen recht oft vor. Außerdem kennt man noch die nicht durch eine Infektion verursachte Prostatopathie und Steinablagerungen in der Drüse. Auch diese »Männerkrankheiten« erfordern stets ärztliche Behandlung, damit sie nicht unnötig verschleppt werden und zu Komplikationen führen.

Stets ärztliche Behandlung

Akute Entzündung der Prostata

Während Adenome und Karzinome der Vorsteherdrüse erst ab der Lebensmitte häufiger vorkommen, kann es zur Entzündung der Prostata schon bei jungen Männern kommen. Nach der Statistik muß einer von 2000 Männern damit rechnen, irgendwann im Lauf des Lebens einmal an *Prostatitis* zu erkranken. Sie muß stets ernstgenommen werden und erfordert ärztliche Behandlung, manchmal sogar die Einweisung ins Krankenhaus.

Kann schon bei jungen Männern auftreten

Prostatitis

Die vielfältigen Ursachen

Die akute Prostatitis wird durch Krankheitserreger verursacht. Diese können durch die Harnwege oder

Durch Krankheitserreger verursacht

mit dem Blut in die Drüse gelangen; außerdem kommt es oft vor, daß Entzündungen benachbarter Organe auf die Prostata übergreifen.

Zu den wichtigsten Ursachen der Infektion, die wahrscheinlich immer durch Bakterien erfolgt (einen sicheren Zusammenhang mit Viren konnte man bisher jedenfalls nicht nachweisen), gehören:

Wichtigste Ursachen

- bakterielle Infektionen der Harnwege (Blasen-, Harnröhrenentzündung), die zur Prostata fortschreiten; seltener liegt eine Geschlechtskrankheit (Gonorrhö = Tripper) oder Tuberkulose im Bereich der Harnorgane vor
- Entzündungen der Hoden und/oder Nebenhoden, die auf die Vorsteherdrüse übergreifen
- fortgeleitete Infektionen aus dem Darm, bevorzugt aus dem benachbarten Dickdarm
- andere Erkrankungen an der Prostata selbst, vor allem das Adenom oder Steine in der Drüse
- Blasensteine, die durch mechanische Reizung sowohl die Entzündung der Harnblase als auch der Vorsteherdrüse begünstigen
- chirurgische Eingriffe im Bereich der Harnwege oder an der Prostata selbst, wenn es dabei oder danach zur Infektion kommt
- chronische Krankheitsherde bevorzugt an Zahnwurzeln und Mandeln, die selbst kaum Symptome verursachen; die Erreger werden dann auf dem Blutweg in die Prostata verschleppt

In der Mehrzahl aller Fälle geht die Prostatitis von einer Infektion aus, die von der hinteren Harnröhre fortgeleitet wurde.

Meist geht die Prostatitis von einer Infektion aus

Im Einzelfall können noch weitere Faktoren eine Rolle spielen. Wahrscheinlich sind diese aber nicht als eigentliche Ursachen anzusehen, sondern begünstigen lediglich eine Prostataentzündung. Man nimmt zum Beispiel an, daß es eine familiäre (erbliche?) Neigung zu Erkrankungen der Harnorgane gibt, die auch bei der Prostatitis eine Rolle spielen könnte.

Weitere Ursachen

Ferner kommt es nicht selten bei Gicht, erhöhten Harnsäureblutwerten, Unterkühlung im Bereich der Blase, durch übermäßigen Geschlechtsverkehr oder sexuelle Enthaltsamkeit zu Prostataentzündungen. Schließlich scheint es, daß sogar psychische Einflüsse die Erkrankung begünstigen; allerdings handelt es sich dabei nur um eine Vermutung, die bisher noch nicht näher erläutert werden kann.

Anzeichen der akuten Prostatitis

Deutliche Beschwerden

Die akute Entzündung der Vorsteherdrüse beginnt plötzlich und führt zu so deutlichen Beschwerden, daß diese nicht übersehen werden können. Beim geringsten Verdacht sucht man sofort den Arzt auf. Wenn als Grundursache eine andere Krankheit vorliegt, bestanden deren Symptome schon vor Beginn der Prostatitis, wurden aber vernachlässigt.

Allgemeine Symptome

Beeinträchtigung des Allgemeinbefindens

Wie bei den meisten bakteriellen Infektionen kommt es auch bei der Prostatitis zur unterschiedlich starken Beeinträchtigung des Allgemeinbefindens. Die Betroffenen fühlen sich krank, matt und abgeschlagen, die Leistungsfähigkeit wird eingeschränkt, die Stimmungslage oft deprimiert. Diese allgemeinen Warnzeichen treten meist schon auf, ehe eindeutige Beschwerden im Bereich der Vorsteherdrüse spürbar werden.

Auch die Körpertemperatur erhöht sich als Zeichen für die Reaktion der Körperabwehr auf die Infektion.

Plötzliches Fieber

Das Fieber beginnt plötzlich und kann auf Werte über 39 °C ansteigen. Die damit verbundene Belastung des Körpers geht nicht selten mit unklaren Herz-Kreislauf-Beschwerden einher, ferner treten häufig Kopfschmerzen auf.

Aus diesen unklaren Symptomen kann natürlich noch nicht auf eine Prostataentzündung geschlossen werden. Sie zeigen lediglich an, daß eine Infektion besteht. Erst wenn danach spezifische Symptome auftreten, wird die Aufmerksamkeit auf die Prostata gerichtet.

Unterschiedlich starke Schmerzen

Schmerzen treten bei der akuten Prostatitis praktisch immer auf. Sie können unterschiedlich stark empfunden werden, das hängt auch von der individuellen Schmerzempfindlichkeit ab. Oft werden sie von den Patienten als dumpf und drückend, aber auch als stechend beschrieben. Da sie ständig bestehen, können sie sehr quälend werden.

Immer Schmerzen

Typisch ist vor allem ein dumpfer Schmerz im Bereich des Damms. Er kann bis in den Lendenbereich ausstrahlen; Schmerzen in den Lenden sind zum Teil aber auch Warnzeichen für eine Infektion der Nieren, die als Komplikation eintreten kann. Beim Harnlassen treten meist keine regelrechten Schmerzen auf, sondern ein unangenehmes Brennen. Hinzu kommen oft stechende Schmerzen in der Harnblase.

Dumpfer Schmerz im Dammbereich

Stechende Schmerzen in der Harnblase

Da die entzündete Prostata anschwillt, drückt sie oft auf den Enddarm. Dann treten vor allem bei der Stuhlentleerung zusätzliche Schmerzen auf.

Außerdem kommt es oft noch zu allgemeinen Glieder- und Muskelschmerzen, wie sie bei vielen Infektionskrankheiten auftreten können.

Allgemeine Glieder- und Muskelschmerzen

Die hier beschriebenen Schmerzen müssen nicht unbedingt auf eine Prostatitis hinweisen. Auch andere Erkrankungen im Bereich der Unterleibsorgane, vor allem an der Harnblase, führen zu ähnlichen Schmerzzuständen. Klarheit bringt nur die ärztliche Untersuchung. Dabei wird die Prostata durch den in den Enddarm eingeführten Finger betastet und reagiert auf den Druck mit verstärkten Schmerzen; die entzündliche Anschwellung der Drüse ist dabei deutlich tastbar.

Nur die ärztliche Untersuchung bring Klarheit

Störungen der Harnentleerung

Da die Prostata bei einer Entzündung anschwillt, wird ähnlich wie beim Adenom auch die Harnentleerung gestört. Typische Symptome sind häufiger Harndrang, wobei der Harnstrahl oft nicht gleich und abgeschwächt kommt, vermehrte Harnentleerung jeweils in kleineren Mengen und Brennen beim Wasserlassen.

Typische Symptome

Da hinter diesen Harnentleerungsstörungen und der tastbaren Vergrößerung der Prostata auch ein Adenom stehen kann, muß zusätzlich eine Urinkultur angelegt werden. Dabei gibt man etwas Harn in eine Schale mit einem Bakteriennährboden, auf dem sich die darin enthaltenen Erreger vermehren. Unter dem Mikroskop kann man dann genau feststellen, um welche Keime es sich handelt, und dementsprechend die wirksamen Antibiotika verordnen.

Urinkultur muß angelegt werden

Eine weitere Hilfe zur genauen Diagnose ist die Blutuntersuchung. Als Zeichen für die Abwehr der Infektion sind die weißen Blutkörperchen erhöht, was beim Adenom nicht der Fall ist.

Blutuntersuchung

Mögliche Komplikationen der Entzündung

Wenn die Prostatitis nicht durch eine Infektion der benachbarten Harnorgane verursacht wird, kann es dazu oft als Komplikation kommen. Häufig treten fortgeleitete Infektionen vor allem an der Harnblase und Harnröhre auf. Schlimmstenfalls kann sich die Entzündung in die Nieren ausdehnen und zum lebensgefährlichen Nierenversagen führen.

Infektionen an Harnblase und Harnröhre

Wegen der Nachbarschaft der Prostata zu den Hoden und Nebenhoden können sich auch diese im Verlauf der Krankheit als Komplikation entzünden. Ferner kommen Entzündungen der Samenbläschen und Samenleiter vor. Eine solche Infektion kann, wenn sie nicht rechtzeitig behandelt wird, zur dauernden Zeugungsunfähigkeit führen.

Entzündung der Hoden und Nebenhoden

Manchmal entwickelt sich aus der Entzündung ein sehr schmerzhafter Prostataabszeß. Dann kann der Eiter aus dem Abszeß durchbrechen, und es entstehen Fisteln (Eitergänge) in benachbarte Gewebe und Organe, die sich ebenfalls eitrig entzünden. Bei diesem schweren Krankheitsbild ist meist eine chirurgische Behandlung erforderlich.

Schmerzhafter Prostataabszeß

Trotz Therapie neigt die akute Prostatitis im Einzelfall dazu, ins chronische Stadium überzugehen. Um das möglichst zu vermeiden, muß die Behandlung ausreichend lange fortgesetzt werden, auch wenn keine Symptome mehr bestehen. Sonst könnten Krankheitserreger überleben.

Kann chronisch werden

Langzeitbehandlung

Alle Komplikationen der akuten Prostatitis kann nur der Arzt sicher diagnostizieren. Je früher die gezielte Behandlung beginnt, desto günstiger sind die Chancen, eine komplizierende Folgekrankheit zu vermeiden.

Zum Teil muß nicht nur der Patient, sondern auch seine Geschlechtspartnerin behandelt werden. Sonst kann es auch bei ihr zur Infektion im Bereich der Harn- und Geschlechtsorgane kommen, und der männliche Teil steckt sich immer wieder beim Sexualverkehr an.

Auch die Geschlechtspartnerin behandeln

Behandlung der Krankheit

Als ernste Infektionskrankheit erfordert eine akute Prostatitis stets ärztliche Hilfe. Ob man mit natürlichen Heilmitteln auskommt oder harndesinfizierende antibiotische Medikamente benötigt, läßt sich nur im Einzelfall entscheiden. Jedenfalls sind auch bei einer Antibiotikatherapie ergänzend Naturheilmittel angezeigt, die vor allem die körpereigenen Abwehrkräfte anregen.

Stets ärztliche Hilfe

Naturheilmittel als Ergänzung bei Antibiotikabehandlung

Allgemeine Therapiemaßnahmen

Bettruhe

Wie bei allen Infektionskrankheiten, die mit Fieber einhergehen, muß auch bei der akuten Prostatitis Bettruhe eingehalten werden. Andernfalls könnte es wegen der Belastung durch das Fieber zu erheblichen Herz-Kreislauf-Beschwerden kommen, insbesondere bei hohem Fieber. Da das Allgemeinbefinden beeinträchtigt ist, werden die Patienten ohnehin kaum aktiv werden wollen oder gar ihrer Arbeit nachgehen können.

Ob das Fieber behandelt werden soll, hängt vor allem von seiner Dauer und Höhe ab. Grundsätzlich gilt, daß Fieber als nützliche Abwehrreaktion zu verstehen ist, die dem Körper hilft, die Krankheitserreger zu bekämpfen. Eine Behandlung durch chemische Arzneimittel mit fiebersenkender Wirkung empfiehlt sich daher nur, wenn hohes und länger andauerndes Fieber selbst zum Risiko wird. Dann verordnet der Arzt die notwendigen Medikamente.

Wadenwickel

Bei geringerer Temperaturerhöhung muß man oft überhaupt nicht gegen das Fieber vorgehen. Allenfalls kommen dann *Wadenwickel* in Frage, die man wie folgt anwendet:

Ein Leintuch passend zusammenfalten, so daß seine Breite der Länge des Unterschenkels zwischen Fußknöchel und Knie entspricht, in kaltes Wasser tauchen, leicht auswringen und um den Unterschenkel wickeln. Darüber kommt ein trockenes Leintuch. Am anderen Unterschenkel legt man in gleicher Weise den Wickel an. Er kann alle 30–60 Minuten erneuert werden, bis das Fieber auf etwa 38 °C gesunken ist. Danach behandelt man nicht mehr, weil eine weitere Senkung der Körpertemperatur die Abwehr beeinträchtigt.

Feuchtkalte Kompresse

Zusätzlich kann man eine feuchtkalte Kompresse auf die Stirn legen, die ebenfalls alle 30–60 Minuten erneuert wird. Sie lindert auch die mit der Infektion oft verbundenen Kopfschmerzen. Weitere Maßnahmen gegen das Fieber sind bei leichterem Krankheitsverlauf nicht erforderlich, sofern der Arzt nichts anderes verordnet.

Allgemeine Glieder- und Muskelschmerzen sprechen meist gut auf Einreibungen mit pflanzlichen Rheumamitteln aus der Apotheke an. Auch die Einreibung mit Franzbranntwein oder Pfefferminzöl hilft meist. Wenn es nicht ohne Schmerztabletten geht, sollen diese vom Arzt verordnet werden.

Einreibungen mit pflanzlichen Rheumamiteln

Franzbranntwein und Pfefferminzöl

Die Schmerzen im Damm- und Lendenbereich sowie in der Harnblase gehen zurück, wenn sich die Entzündung der Prostata bessert. Bis dahin können ebenfalls Schmerzmittel angezeigt sein, falls warme Bäder (siehe bei der physikalischen Therapie) nicht ausreichen.

Medikamentöse Behandlung

Die Naturheilkunde wendet bei akuter Prostatitis verschiedene Heilpflanzen, homöopathische Mittel, zum Teil auch zusätzlich Vitamin E an. Da diese Heilmittel etwas länger brauchen, bis die Wirkung eintritt, kann es bei einer schwerer verlaufenden Prostatitis notwendig sein, zunächst Antibiotika zu verabreichen, um die Symptome rasch zu lindern und Komplikationen vorzubeugen.

Antibiotika können notwendig werden

Desinfizierende und harntreibende Heilpflanzen

Zur Therapie mit Heilpflanzen eignen sich nur fertige Arzneimittel mit standardisiertem, also stets gleichbleibendem Wirkstoffgehalt, der beim Tee nicht gewährleistet ist. Sie werden genau nach Gebrauchsanweisung eingenommen.

Fertige Arzneimittel mit standardisiertem Wirkstoffgehalt

Meist handelt es sich um Medikamente, die desinfizierende (keimtötende), harntreibende (zur Durchspülung der erkrankten Organe) und abschwellende Wirkstoffe gleichzeitig enthalten, die sich gegenseitig in ihren Wirkungen ergänzen und verstärken. So wird eine umfassende Therapie möglich. Gebräuchlich sind vor allem die folgenden Heilpflanzen:

Sabalfrüchte
- *Sabalfrüchte,* die auch beim Adenom (siehe dort) verwendet werden; sie wirken desinfizierend und lassen die entzündliche Schwellung zurückgehen.

Kürbiskerne
- *Kürbiskerne,* die ebenfalls beim Adenom schon genannt wurden; dadurch erreicht man vor allem eine Besserung der Harnentleerungsstörungen.

Roßkastanie
- *Roßkastanie,* die abschwellend auf die entzündete Drüse wirkt.

Goldrute
- *Goldrute* mit allgemein entzündungshemmender Wirkung auf das Urogenitalsystem, die außerdem harntreibend wirkt und Komplikationen an den Nieren vorbeugt.

Krappwurzel
- *Krappwurzel* mit desinfizierender Wirkung; sie verfärbt den Harn rötlich, was aber ohne Bedeutung ist.

Bärentraube
- *Bärentraubenblätter,* die ebenfalls zur Desinfektion des Urogenitaltrakts führen.

Zusätzlich können die schmerzhaften Reizzustände noch durch Zusatz von Baldrian, Hopfen und Melisse günstig beeinflußt werden.

> Von entscheidender Bedeutung ist, daß die Heilpflanzen auch nach dem Verschwinden der Symptome noch einige Zeit angewendet werden, sonst können Erreger überleben und zum Rückfall oder zur chronischen Prostatitis führen.

Bei schwereren Infektionen gibt man pflanzliche Arzneimittel zunächst zusammen mit Antibiotika, nach Besserung dann allein zur Nachbehandlung.

Antibiotika

In leichteren Fällen nicht notwendig

Die Schulmedizin verordnet diese Arzneimittel bei Prostatitis meist routinemäßig, obwohl das in leichteren Fällen nicht unbedingt notwendig wäre. Sie hemmen die Krankheitserreger oder töten sie ab. Dadurch kommt es zwar rasch zur Besserung, aber man muß zum Teil auch erhebliche Nebenwirkungen in Kauf nehmen. Insbesondere allergische Reaktionen treten heute auf diese Medikamente oft auf. Die Gefahr, daß auch die nützlichen Darmbakterien (Darmflora) dadurch geschädigt werden, kann bei Erkrankungen des Urogenitaltrakts oft vermieden werden, denn es gibt Antibiotika, die nur in diesem Organsystem wirken.

Nebenwirkungen

Trotz aller Vorbehalte gegen derartige Arzneimittel darf man bei der ernster verlaufenden akuten Prostatitis nicht leichtfertig darauf verzichten. Zuverlässiger und rascher als die pflanzlichen Mittel hemmen sie die Entzündung und beugen Komplikationen (vor allem Nierenentzündungen) vor. Deshalb wird auch der naturheilkundlich orientierte Arzt im begründeten Einzelfall nicht darauf verzichten.

Bei einer ernster verlaufenden Prostatitis darf man auf Antibiotika nicht verzichten

Antibiotika müssen nach Verordnung ausreichend hoch dosiert verabreicht werden. Nur dann können sie schnell wirksam werden, und es entwickeln sich keine resistenten (unempfindlichen) Keime.

Vitamin E

Ob Vitamin E bei einer akuten Prostatitis tatsächlich gut wirksam ist, steht noch nicht endgültig fest. Es liegen mittlerweile aber einige Untersuchungsergebnisse vor, nach denen es die Funktionsstörungen der Harnblase und des umgebenden Bindegewebes zu verbessern scheint, so daß sich die Harnentleerung normalisiert. Außerdem fördert Vitamin E allgemein die körpereigenen Abwehrkräfte.

Die Wirksamkeit steht noch nicht fest

Fördert die Abwehrkräfte

Ob diese Wirkungen ausgeprägt genug sind, um das Vitamin E auch bei akuter Prostatitis zur ergänzenden Therapie einzusetzen, läßt sich noch nicht abschließend beurteilen. Ein Versuch kann jedenfalls empfohlen werden, denn unerwünschte Nebenwirkungen sind im allgemeinen nicht zu befürchten. Dazu muß man aber eine hohe Tagesdosis (etwa 600 mg) einnehmen, damit eine deutliche Wirkung erzielt wird.

Ein Versuch kann empfohlen werden

Hohe Tagesdosis

Homöopathische Medikamente

Die Homöopathie folgt auch bei der Prostatitis dem Prinzip, in erster Linie gezielt die Selbstheilungskräfte anzuregen, damit die Infektion überwunden werden kann. Darüber hinaus sollen auch die Symptome bald gelindert werden. Welches Mittel dazu am besten geeignet ist, kann nur der erfahrene Arzt erkennen.

Das Mittel bestimmt der erfahrene Arzt

Oft wird man sich auch nicht mit der Suche nach dem individuell richtigen Hauptmittel aufhalten, sondern ein Komplexpräparat verordnen, das mehrere Standardwirkstoffe enthält, die bei vielen Patienten angezeigt sind.

Komplexmittel

Zu den wichtigsten homöopathischen Heilmitteln bei akuter Prostatitis gehören:

Sabalfrüchte

- *Sabalfrüchte* (wie beim Adenom), die teils in geringer Verdünnung, teils unverdünnt als Urtinktur verwendet werden; sie sind zur Grundbehandlung oft am besten geeignet.

Agnus castus

- *Agnus castus* (Mönchspfeffer), der allgemein günstig auf die männlichen Geschlechtsorgane wirkt und ihre Funktionen stärkt, so daß sie sich auch mit der Infektion besser auseinandersetzen können.

Chimophila

- *Chimophila* (Wintergrün), das oft als unverdünnte Urtinktur mit entzündungshemmender Wirkung verwendet wird.

Echinacea

- *Echinacea* (Sonnenhut) regt allgemein die Körperabwehr an und wird zum Teil als Urtinktur gebraucht.

Pareira brava

- *Pareira brava* (Grießwurz) wirkt in schwacher Verdünnung desinfizierend; außerdem lindert sie den schmerzhaften Harndrang

Populus tremuloides

- *Populus tremuloides* (Espe, Zitterpappel) wirkt ebenfalls desinfizierend, ferner normalisiert sie die Harnentleerungsstörungen.

Belladonna

- *Belladonna* (Tollkirsche) kommt als Gift nur in höherer Potenz in Frage; sie hilft vor allem allgemein bei der Abwehr von Entzündungen und lindert den ständigen schmerzhaften Harndrang.

Darüber hinaus stehen der Homöopathie noch andere spezielle Wirkstoffe zur Verfügung, die je nach Einzelfall verordnet werden.

Zur Selbstbehandlung eignen sich homöopathische Mittel trotz ihrer guten Verträglichkeit nicht, weil die richtige Auswahl viel Erfahrung und Fachkenntnis erfordert.

Anfangs ist eine Kombination homöopathischer Mittel mit Antibiotika durchaus möglich. Während diese rasch die Erreger vernichten, sorgen die homöopathischen Wirkstoffe dafür, daß die Entzündung allmählich vollständig ausheilt.

Physikalische Therapie

Zur Physiotherapie werden bei akuter Prostatitis vor allem die beim Adenom schon beschriebenen Sitzbäder durchgeführt. Besonders bewährt hat sich das *ansteigende Sitzbad;* es dauert 15 Minuten und beginnt mit einer Wassertemperatur von 36 °C, die man innerhalb von 5–10 Minuten auf 39 °C erhöht, indem man nach und nach vorsichtig heißes Wasser zufließen läßt. Ansonsten führt man die Anwendung so durch, wie es beim Adenom dargestellt wurde. Das Bad wird jeden 2. Tag angewendet.

Ansteigendes Sitzbad

Verbessern kann man die Wirkung, indem man dem Badewasser *Haferstroh* zufügt. Da die Abkochung aus dem Stroh, das verschiedene heilende Wirkstoffe enthält, etwas umständlich ist, verwendet man am besten den Haferstroh-Badeextrakt aus dem Fachgeschäft nach Gebrauchsanweisung.

Haferstroh

Täglich angewendet werden zusätzlich feuchtheiße Packungen, die auf die Blasengegend (Unterbauch) oder zwischen den Beinen auf den Damm gelegt werden. Am besten hilft oft die heiße *Leinsamenpackung*, die wie folgt vorbereitet wird:

Leinsamenpackung

Einen kleinen Leinensack passender Größe zu ⅔ mit zerstoßenem Leinsamen füllen, zubinden und für 10 Minuten ins siedende Wasser geben; herausnehmen und auf etwa 40 °C abkühlen lassen. Dann legt man ihn auf die Blasengegend oder auf den Damm. Darüber kommt ein trockenes Leintuch und obendrauf ein Wolltuch, das man quer über Unterbauch und Oberschenkel legt. Die Anwendung kann 1- bis 2mal täglich durchgeführt werden, am besten im Bett. Warme Sitzbäder und mehr noch Leinensäcke lindern vor allem die Schmerzen gut. Allerdings sind sie nicht immer angezeigt, bei einer eitrigen Entzündung könnten sie im Einzelfall sogar zur raschen Ausbreitung führen. Deshalb muß vorher der Arzt befragt werden.

Schmerzlinderung

Diät bei akuter Prostatitis

Diät zur Umstimmung

Die Schulmedizin hält eine Diät bei Entzündungen der Prostata nicht für notwendig. Aus Sicht der Naturheilkunde soll aber zur Umstimmung Diät eingehalten werden. Auch wenn sie nicht spezifisch auf die Prostata wirkt, fördert sie doch allgemein die Selbstheilungskräfte.

Fastentage

Einleitend empfehlen sich meist einige Fastentage, an denen man nur reichlich Mineralwasser und Kräutertees mit desinfizierenden und harntreibenden Heilpflanzen zu sich nimmt. Diese kurze Fastenkur stimmt besonders gut um, soll aber mit dem Arzt besprochen werden. Wenn nicht gefastet werden kann, leitet man die Behandlung durch Vollrohkost ein. Sie entspricht der einleitenden Diättherapie beim Adenom der Prostata, die bereits vorgestellt wurde (s. S. 66).

Vollrohkost

Vegetarische Kost

Nach Besserung wird bis zur völligen Heilung vegetarische Kost eingenommen. Allenfalls sehr wenig Fleisch kann jeden 2. oder 3. Tag verzehrt werden, wenn man nicht ganz darauf verzichten will. Wichtig ist dabei besonders, daß man die Kochsalzzufuhr stark einschränkt. Ansonsten entspricht diese Diät der weiter vorne beim Adenom empfohlenen Dauerernährung.

Wenig Kochsalz

Getränke sollen reichlich (2–2,5 l täglich) zugeführt werden, wenn der Arzt nichts anderes verordnet, denn sie sind wichtig, um die Harnorgane gründlich durchzuspülen. Neben Mineralwasser und Heiltees eignen sich auch naturbelassene Obst- und Gemüsesäfte. Vorsicht ist geboten mit Kaffee oder Schwarztee, auf Alkohol in jeder Form muß strikt verzichtet werden.

Getränke

Kein Alkohol

Operation bei Abszeßbildung

Wenn die Entzündung zu einem Prostataabszeß geführt hat, können Antibiotika oft nicht mehr helfen. Dann empfiehlt sich zunächst ein Versuch mit dem homöopathischen Mittel *Myristica sebifera* (Talgmuskatnußbaum), das man auch als »Messer« der Homöopathie bezeichnet, weil es eitrige Abszesse einschmelzen kann. Die Anwendung bleibt aber dem Arzt vorbehalten.

Myristica sebifera

Erzielt man auch homöopathisch keinen Erfolg, muß der Abszeß chirurgisch behandelt werden. Dazu dringt man vom Unterbauch oder Damm her zur Prostata vor und verschafft dem Eiter Abfluß nach außen.

Operation

Auch Eitergänge (Fisteln), die von der entzündeten Prostata nach außen oder in benachbarte Organe durchbrechen, müssen oft chirurgisch behandelt werden. Zuvor kann der biomedizinisch orientierte Arzt aber versuchen, die Fisteln durch das homöopathische Mittel *Silicea* (Kieselsäure) zu heilen. Häufig gelingt das jedoch nicht.

Silicea

Die chronische Prostatitis

Bei der chronischen Entzündung der Vorsteherdrüse bestehen zwar in der Regel keine so starken Beschwerden wie bei der akuten Prostatitis, aber sie darf trotzdem nicht auf die leichte Schulter genommen werden.

Weniger starke Beschwerden

Bei Männern im mittleren bis höheren Lebensalter

Behandlung dauert lange und ist nicht immer zufriedenstellend

Vorwiegend tritt die Krankheit bei Männern im mittleren und höheren Lebensalter auf; nach dem 50. Lebensjahr gilt sie als die häufigste Infektionskrankheit bei Männern überhaupt. Die Behandlung erfordert oft viel Zeit und kann nicht immer zufriedenstellen, insbesondere dann, wenn noch psychische Faktoren eine Rolle spielen.

Häufige Ursachen der Krankheit

Entsteht meist nach einer akuten Prostatitis, die nicht ausgeheilt wurde

Eine chronische Prostatitis entsteht in typischen Fällen nach einer akuten Entzündung der Vorsteherdrüse, die nicht vollständig ausgeheilt wurde. Deshalb überleben Keime in der Drüse und führen immer wieder zu neuen Krankheitsschüben.

Eine akute Prostatitis muß der chronischen Form aber nicht unbedingt vorausgegangen sein. Oft liegen auch folgende Ursachen außerhalb der Vorsteherdrüse vor:

Andere Ursachen

- chronische Infektionen der Harnwege, die in die Prostata verschleppt werden;
- Darmentzündungen (vor allem des Dickdarms), von denen die Erreger in die Vorsteherdrüse gelangen;
- chronische Mandel-, Zahnwurzel- oder Gallenblaseneiterungen, die als Krankheitsherde selbst symptomarm bleiben, aber auf dem Blutweg Erreger ausstreuen, die auch in die Prostata gelangen können;
- allgemeine Infektionskrankheiten, vor allem Grippe, bei denen als Komplikation eine chronische Prostatitis auftreten kann;
- örtliche Abkühlung des Damms und Unterbauchs, die bei vorhandenen Keimen in der Prostata die chronische Entzündung begünstigt.

Nichtbakterielle Entzündung mit Blutüberfüllung der Drüse

Nur bei etwa 1/3 aller Betroffenen besteht tatsächlich eine bakterielle Entzündung der Vorsteherdrüse. In den anderen Fällen liegt eine nichtbakterielle Entzündung mit Blutüberfüllung der Drüse vor; sie erklärt sich zum Teil aus dem chronischen Entzündungsreiz, hinzu können Stauungen des Bluts in den Venen des Beckenraums und seelisch-nervöse Funktionsstörungen kommen.

Die Krankheitsvorgeschichte und der chronische Verlauf müssen dem Arzt möglichst genau geschildert werden, damit er die Ursachen genauer erkennt und gezielter behandeln kann.

Diagnose

Zur Diagnose wird die Prostata vom Enddarm her mit dem Finger betastet, Sekret zur Untersuchung auf Bakterien ausgedrückt und eine Harnuntersuchung auf Bakterien vorgenommen. Weitere Untersuchungen sind meist nicht erforderlich.

Das bunte Symptomenbild

Vielfältige Beschwerden

Die chronische Prostatitis führt zu vielfältigen Beschwerden. Da sie oft nicht besonders stark ausgeprägt sind, gewöhnen sich nicht wenige Männer daran und verzögern die Behandlung. Dann kann es zu Komplikationen kommen, die schließlich doch zur Therapie zwingen. Soweit darf man es nie kommen lassen, sondern muß auch bei erträglichen Symptomen bald den Arzt aufsuchen.

Druck- und Schmerzgefühl

Leichtes Druck- und Spannungsgefühl in der Dammgegend

Zu den wichtigsten Symptomen der chronischen Prostatitis gehört ein leichtes Druck- und Spannungsgefühl in der Dammgegend, das anfangs als unangenehm empfunden wird. Viele Männer gewöhnen sich aber bald an diesen Zustand und nehmen ihn dann überhaupt nicht mehr richtig wahr.

Können in Hoden, Penis oder Oberschenkel ausstrahlen

Auch wenn regelrechte Schmerzen auftreten, sind sie meist so leicht, daß man damit leben kann. Die Schmerzen können nur in der Dammgegend bestehen, aber auch in Hoden und Penis oder bis in die Oberschenkel ausstrahlen. Hinzu kommen oft Schmerzen im Kreuz, die von vielen Patienten fälschlicherweise auf Bandscheibenschäden zurückgeführt werden.

Die Schmerzen verschlimmern sich durch Kälte

Auffällig ist oft noch, daß sich Druck-, Spannungs- und Schmerzempfindungen durch Kälte vorübergehend verschlimmern. Das kommt vor allem dann vor, wenn man auf einer kalten Unterlage sitzt. Aber auch diese vorübergehende Verschlimmerung bleibt meist erträglich. Der Schmerz als »Wächter« der Gesundheit versagt also bei chronischer Prostatitis, die Patienten kommen oft viel zu spät zur Behandlung.

Die Patienten kommen oft viel zu spät zur Behandlung

Ständiger Harndrang

Ähnlich wie beim Adenom der Prostata kommt es auch bei chronischer Entzündung der Drüse zu Störungen der Harnentleerung.

Ständiges Gefühl, Urin entleeren zu müssen

Meist hat man ständig das Gefühl, Urin entleeren zu müssen, was sich aus der chronisch-entzündlichen Reizung erklärt. Besonders in der Nacht kann der Harndrang erheblich zunehmen und den Schlaf stören.

Urinentleerung in kleinen Mengen

Wegen der entzündlichen Vergrößerung der Prostata erfolgt die Entleerung des Urins meist in kleineren Mengen. Oft dauert es einige Zeit, ehe der abgeschwächte, dünne Harnstrahl überhaupt in Gang kommt, oder der Urin kann nur »stotternd«, also nicht kontinuierlich in vollem, anhaltendem Strahl entleert werden. Häufig setzen die Betroffenen unwillkürlich die Bauchpresse durch Anspannung der Muskulatur ein.

Bauchpresse

Die subjektiv lästigen Störungen der Harnentleerung führen die Männer oft eher als Druck- und Schmerzgefühl zum Arzt. Dadurch wird man nämlich erheblich in der gewohnten Lebensführung beeinträchtigt und fühlt sich auch psychisch unwohl. Außerdem kann die mehrmalige Unterbrechung der Nachtruhe zum Urinieren im Lauf der Zeit zu einem erheblichen Schlafdefizit mit verminderter Leistungsfähigkeit am Tag führen.

Erhebliches Schlafdefizit

Sexuelle Störungen

Ursachen

Über sexuelle Probleme klagen viele Männer, die an chronischer Prostatitis leiden. Teilweise erklären sie sich aus den organischen Veränderungen und den in den Penis ausstrahlenden leichten Schmerzen; das hält manchmal von vornherein davon ab, sexuell aktiv zu werden. Da auch nach dem Samenerguß Mißempfindungen auftreten können, fehlt die lustvolle Entspannung durch den Orgasmus, und es entsteht sogar Angst davor, was zur Abstinenz führt.

Hinzu kommt, daß im mittleren und höheren Lebensalter, in dem die chronische Prostatitis vorwiegend auftritt, die Potenz ohnehin allmählich nachläßt und gelegentliches sexuelles »Versagen« völlig normal ist. Aber das können viele Männer aus verdrängter Angst vor dem Altern nicht akzeptieren.

Teufelskreis der sich selbst erfüllenden negativen Erwartungen

Wenn die nachlassende Potenz mit den durch die chronische Prostatitis begünstigten sexuellen Schwierigkeiten zusammentrifft, kommt es oft zum Teufelskreis der sich selbst erfüllenden negativen Erwartungen: Man erlebt das sexuelle »Versagen«, mißt ihm zu viel Bedeutung bei und entwickelt Angst vor der Wiederholung, die beim nächsten Versuch wegen der negativen Erwartungshaltung prompt eintritt; diese erneute Erfahrung bestätigt und verstärkt die Angst vor dem sexuellen Verkehr, bis schließlich alle sexuellen Bedürfnisse unterdrückt werden.

Folgen der chronischen sexuellen Frustration

Häufige Folgen der chronischen sexuellen Frustration sind Minderwertigkeitsgefühle, Depressionen und Partnerprobleme. Dadurch kann auch die Prostatitis verschlimmert werden.

Depressionen

Depressionen scheinen bei chronischer Prostatitis und den damit verbundenen sexuellen Störungen vielfach eine Rolle zu spielen. Meist kann für diese anhaltenden depressiven Verstimmungen kein konkreter Grund angegeben werden. Zwar ist noch nicht sicher, daß Depressionen als Mitverursacher der chronischen Prostatitis anzusehen sind, da sie aber auffällig häufig schon zu Beginn der Erkrankung vorhanden sind, läßt sich nicht ausschließen, daß die chronische Prostatitis zu den psychosomatischen Krankheiten gehört.

Blut im Samen

> Zu einem besonders schweren Schock kann es kommen, wenn der Mann bemerkt, daß sich Blut im Samen befindet. Das kommt bei chronischer Prostatitis gelegentlich vor, muß aber bis zur sicheren Klärung zunächst als mögliches Warnzeichen eines Tumors im Genitalbereich verstanden werden. Viele Männer entwickeln nach dieser Erfahrung ausgeprägte Angstzustände, die ebenfalls zu erheblichen sexuellen Störungen beitragen.

Die sexuellen Probleme können verschwinden

Mit der Ausheilung einer chronischen Entzündung der Vorsteherdrüse können die sexuellen Probleme vollständig verschwinden. Nicht selten dauern sie aus psychischen Ursachen jedoch an. Dann hilft oft nur die Psychotherapie.

Andere Beschwerden

Allgemeines Krankheitsgefühl

Allgemeinsymptome wie bei der akuten Prostatitis kommen beim chronischen Verlauf seltener und dann nur in abgeschwächter Form vor. Viele Patienten geben jedoch ein allgemeines Krankheitsgefühl an, das nicht näher beschrieben werden kann: Sie spüren einfach, daß etwas mit ihrer Gesundheit nicht stimmt. Abgeschlagenheit und eingeschränkte Leistungsfähigkeit können damit verbunden sein, aber nur mäßig. Auch Glieder- und Muskelschmerzen bestehen kaum oder allenfalls leicht.

Fieber tritt fast nie auf

Fieber tritt bei einer chronischen Prostatitis fast nie auf. Im Einzelfall kann die Körpertemperatur aber mäßig (nicht höher als etwa 38 °C) erhöht sein.

Akute Verschlimmerung der Prostatitis

Wenn im Verlauf der chronischen Krankheit plötzlich oder allmählich höheres Fieber, deutlicheres Krankheitsgefühl mit Abgeschlagenheit, Glieder- und

Muskelschmerzen entsteht, deutet das auf eine akute Verschlimmerung der Prostatitis hin.

Komplikationen bei chronischer Prostatitis

Wie andere chronisch-entzündliche Prozesse (vor allem an Mandeln und Zahnwurzeln) kann auch die chronische Prostatitis zum Krankheitsherd werden. Solche Herde verursachen selbst kaum Beschwerden, stören durch Fernwirkung (hauptsächlich über das Nervensystem) aber andere Organfunktionen, z. B. die Herz-Kreislauf-Regulation. Diese Funktionsstörungen lassen sich erst normalisieren, nachdem der verursachende Herd – also die chronische Prostatitis – geheilt wurde.

Kann zum Krankheitsherd werden

Herde stören andere Organfunktionen

Außerdem kann sich die Entzündung durch Ausstreuung der Erreger über die Blut- und Lymphgefäße oder die Harnwege ausbreiten. Dadurch kommt es vor allem zur Blasen-, Harnröhren-, Hoden- und Samenblasenentzündung. Aber auch andere innere Organe können betroffen werden, z. B. die Nieren. Auch bei frühzeitiger konsequenter Therapie lassen sich solche Komplikationen nicht immer vermeiden.

Ausstreuung der Erreger über das Blut- und Lymphsystem

Therapeutische Maßnahmen

Die Behandlung einer chronischen Prostatitis fällt oft schwer, insbesondere, wenn sie bereits längere Zeit besteht. Auch starke chemische Arzneimittel können versagen. Um so wichtiger ist es, den Körper durch natürliche Heilmittel in die Lage zu versetzen, aus eigener Kraft mit der Krankheit fertig zu werden.

Behandlung fällt oft schwer

Selbstheilungskräfte stärken

Die langwierige medikamentöse Behandlung

Die Arzneitherapie bei chronischer Prostatitis muß immer längere Zeit durchgeführt werden, auch wenn

Behandlungsdauer bis zu 3 Monaten

Rückfälle

die Symptome bald verschwunden sind. Man geht davon aus, daß eine Behandlungsdauer bis zu 3 Monaten erforderlich ist, um Rückfälle so gut wie möglich zu vermeiden. Aber selbst das garantiert keine sichere Ausheilung, danach kann es immer noch zu Rückfällen kommen.

Regelmäßige Harnuntersuchungen während der Therapie

Um zu kontrollieren, ob sich noch Erreger in der Prostata befinden, empfehlen sich während der Therapie regelmäßige Harnuntersuchungen; zusätzlich kann mit dem Finger vom Enddarm aus Sekret aus der Drüse gedrückt und auf Bakterien untersucht werden. Da sich die Ausführungsgänge der Prostata wegen der Entzündung aber verengen, gelingt es keineswegs immer, vorhandene Erreger nachzuweisen.

Pflanzliche und homöopathische Mittel

Stehen wegen der guten Verträglichkeit im Vordergrund

Da die Behandlung der chronischen Prostatitis monatelang dauert, kommt es besonders auf gute Verträglichkeit der Arzneimittel an. Deshalb stehen pflanzliche und homöopathische Mittel im Vordergrund.

Sabalfrüchte

Goldrute

Sonnenhut

Unter den Heilpflanzen sind vor allem wieder die *Sabalfrüchte* hervorzuheben, die abschwellend und entzündungshemmend wirken. Zusätzlich kann die ebenfalls entzündungswidrige *Goldrute* empfohlen werden. Speziell zur Steigerung der körpereigenen Abwehrkräfte kommt außerdem noch der *Sonnenhut* (Echinacea) in Frage.

Die Therapie entspricht also weitgehend der bei akuter Prostatitis. Immer werden fertige pflanzliche Medikamente mit gleichbleibendem Wirkstoffgehalt nach Verordnung eingenommen, Heiltees wirken zu unsicher.

Sabalfrüchte, Chimophila und Pulsatilla

Cantharis

Auch die homöopathische Therapie wird vorwiegend mit den Mitteln durchgeführt, die auch bei akuter Prostatitis helfen. Insbesondere *Sabalfrüchte* und *Chimophila* haben sich bewährt. Oft ist auch Pulsatilla (Küchenschelle) angezeigt, bei Brennen in der Blase und Harnröhre außerdem *Cantharis* (Spanische Fliege). Der homöopathische Arzt wird entweder das im

Einzelfall am besten passende Mittel oder einen Komplex aus mehreren Wirkstoffen verordnen.

Chemische Medikamente

Da auch starke Antibiotika selbst bei längerer Anwendung eine chronische Prostatitis nicht sicher ausheilen, muß sorgfältig abgewogen werden, ob sie trotz aller möglichen Nebenwirkungen verabreicht werden sollen. Diese Frage kann nur der Arzt je nach Einzelfall entscheiden. Wenn tatsächlich Antibiotika erforderlich sind, weil zum Beispiel eine Komplikation droht, werden sie in ausreichend hoher Dosierung über längere Zeit eingenommen; das soll verhindern, daß Keime in der Prostata überleben und gegen die Antibiotika unempfindlich (resistent) werden.

Sind Antibiotika notwendig?

Ausreichend hohe Dosis

Da nicht alle Erreger durch das gleiche Antibiotikum vernichtet werden können, stellt man vor Beginn der Behandlung durch Urinuntersuchung genau fest, welche Keime vorhanden sind, und wählt dementsprechend das wirksame Medikament aus. In hartnäckigen Fällen kann es erforderlich werden, während der Therapie auf andere Antibiotika umzustellen, die auch inzwischen vielleicht resistent gewordene Erreger vernichten. Dazu ist ebenfalls die Harnuntersuchung notwendig.

Ergänzende Diät

Die Diätmaßnahmen entsprechen weitgehend denen bei akuter Prostatitis. In erster Linie soll dadurch eine allgemeine Umstimmung herbeigeführt werden. Deshalb beginnt man mit Vollrohkost, die nach Anweisung des Arztes sogar mehrere Wochen lang beibehalten werden kann, noch besser wirken oft einleitend mehrere strenge Fastentage.

Allgemeine Umstimmung herbeiführen

Anschließend geht man zu einer leichteren, am besten rein vegetarischen Diät über, die bis zur Ausheilung beibehalten wird. Sie ist mit der Langzeitdiät bei akuter Prostatitis identisch. Auf folgende Maßnahmen kommt es dabei besonders an:

Wichtige Maßnahmen

- Starke Einschränkung der Kochsalzzufuhr (nicht mehr als 3 g am Tag) und Verzicht auf scharfe Gewürze.
- Strenges Verbot aller alkoholischen Getränke.
- Verzicht auf kohlensäurehaltige Getränke jeder Art, die notwendige reichliche Flüssigkeitszufuhr erfolgt vor allem durch kohlensäurearme Mineralwässer.
- Ausreichende Zufuhr von Ballaststoffen durch viel Rohkost, damit es nicht zur Stuhlverstopfung kommt, die das Krankheitsbild verschlechtert.

Die Diät wird von der offiziellen Medizin zwar kaum berücksichtigt, trägt erfahrungsgemäß aber mit zur erfolgreichen Behandlung bei.

Physikalische Anwendungen

Sitzbäder

Heublumen- oder Haferstroextrakt

Auch bei chronischer Prostatitis eignen sich warme, besser noch ansteigende Sitzbäder, die bereits bei der akuten Form (s. S. 137) beschrieben wurden. Zur besseren Wirkung kann man dem Badewasser Heublumenextrakt oder den bei akuten Entzündungen genannten Haferstrohextrakt nach Gebrauchsanweisung hinzufügen.

Feuchtwarme Kompressen

Fangopackungen

Ferner legt man einmal täglich feuchtwarme Kompressen auf die Blasen- oder Dammgegend. Neben Leinsamen, die bei akuter Prostatitis genannt wurden, kann man dazu auch Heublumensäcke verwenden, die in gleicher Weise wie die Leinsamenpackung hergestellt werden. In Apotheken erhält man ferner fertige Heublumenkompressen und Fangopackungen, die einfacher anzuwenden sind und sich ebenfalls gut bewähren.

Bestrahlungen mit Kurzwellen

Der Arzt kann zusätzlich Bestrahlungen der Damm- und Blasengegend mit Kurzwellen verordnen. Für den Hausgebrauch kommen sie nicht in Frage.

Vorsicht bei Sport

Vorsicht ist mit Sportarten geboten, die einen ungünstigen Einfluß auf die Dammgegend nehmen. Vor allem auf Reiten und Radfahren muß bei chronischer Prostatitis vorsorglich bis zur Heilung verzichtet werden, sonst kann es zur Verschlimmerung der Beschwerden kommen.

Chirurgische Therapie in hartnäckigen Fällen

Wenn die chronische Prostatitis auf andere Weise nicht zu heilen ist, wird manchmal eine Operation vorgeschlagen. Dabei muß die gesamte Vorsteherdrüse entfernt werden.

Die gesamte Prostata wird entfernt

Die Chancen, auf diese Weise die Krankheit zu heilen, sind aber nicht sehr ermutigend; denn es ist schwierig, die gesamte Drüse zu entfernen, und auch dann können noch entzündliche Veränderungen in der Umgebung bestehen bleiben. Deshalb sollte die Operation nur ausnahmsweise durchgeführt werden.

Die Chancen auf Heilung sind gering

Operation nur ausnahmsweise

Nach dem Eingriff treten häufig sexuelle Störungen auf. Sie lassen sich aber nicht auf organische Ursachen zurückführen sondern entstehen wahrscheinlich psychosomatisch. Eine Psychotherapie kann dann Abhilfe schaffen.

Sexuelle Störungen

Die abakterielle Prostatopathie

Dieses chronische Krankheitsbild wird fälschlicherweise auch als *abakterielle Prostatitis* bezeichnet, obwohl keine Entzündung der Drüse vorliegt. Zutreffend ist dagegen der Begriff *vegetatives Urogenitalsyndrom,* denn die Beschwerden betreffen die Harn- und Geschlechtsorgane und stehen oft mit dem vegetativen Nervensystem in Beziehung.

Vegetatives Urogenitalsyndrom

Die Symptome einer Prostatopathie ähneln denen der Prostatitis. Charakteristisch sind vor allem:

Charakteristische Symptome

- Schmerzen am Damm, in der Leistengegend und im Kreuz, die oft auch in die Hoden ausstrahlen;

- Brennen und Juckreiz in der Harnröhre und in der Umgebung des Afters;
- Mißempfindungen (Fremdkörpergefühl) im Enddarm, die mit Störungen der Stuhlentleerung verbunden sein können;
- sexuelle Störungen, insbesondere nachlassendes sexuelles Verlangen und Neigung zum vorzeitigen Samenerguß;
- beim Betasten der Prostata mit dem Finger vom Enddarm her wirkt sie vergrößert und reagiert auf Druck mit Schmerzen.

Unklare Ursachen

Die Ursachen des vegetativen Urogenitalsyndroms sind noch nicht restlos geklärt. Es tritt häufig nach einer Prostata-, Harnröhren- oder Blasenentzündung auf; deshalb nimmt man an, daß diese Erkrankungen die Voraussetzungen dafür schaffen können.

Außerdem kann dauernde örtliche Unterkühlung der Blasen-Damm-Region, häufiges Reiten, Rad-, Motorrad- und Autofahren eine Rolle spielen.

Fehlfunktion des vegetativen Nervensystems

Seelisch-nervöse Einflüsse

Wahrscheinlich muß zu diesen Faktoren aber oft noch eine Fehlfunktion des vegetativen Nervensystems hinzukommen, ehe die Prostatopathie entsteht. Als seelisch-nervöse Einflüsse werden vor allem hoher Streß, psychische Konflikte und ähnliche Belastungen sowie seelisch bedingte Störungen des Sexuallebens verdächtigt.

Genaue Diagnose fällt schwer

Die genaue Diagnose einer abakteriellen Prostatopathie fällt oft schwer, weil sie ähnliche Symptome wie die Prostatitis verursacht. Allein durch Betasten der Drüse kann sie nicht sicher gegen andere Krankheiten abgegrenzt werden; zusätzlich muß der Urin und das Sekret der Prostata auf Bakterien untersucht, vielleicht auch eine Röntgenaufnahme vorgenommen werden. Alle diese Untersuchungen ergeben bei einer Prostatopathie keine krankhaften organischen Veränderungen.

Langwierige und unbefriedigende Therapie

Auch die Therapie erweist sich meist als langwierig, schwierig und unbefriedigend. Die pflanzlichen und homöopathischen Mittel, die bei chronischer Prostatitis genannt wurden, ergänzt durch *Baldrian* und *Hopfen*, die das Seelenleben und vegetative Nervensystem beeinflussen, führen oft zur Besserung. Außerdem wirken warme Sitzbäder schmerzlindernd und entspannend. Bei stärkeren Schmerzen kann der Arzt vorübergehend auch Schmerzmittel verordnen.

Baldrian und Hopfen

Auf Dauer helfen autogenes Training und andere Selbstentspannungstechniken (z. B. progressive Relaxation) mit positiven Suggestionen oder auch die Hypnose meist besser, da sie die seelisch-nervösen Ursachen beeinflussen. Diese Heilverfahren erlernt man unter ärztlicher Anleitung und führt sie regelmäßig selbständig 2mal am Tag durch.

Autogenes Training

Hypnose

Die Behandlung erfordert viel Geduld und kann die Beschwerden nicht immer vollständig beseitigen. Eine Linderung ist aber meist zu erreichen, mit den verbleibenden Symptomen kann und muß man dann lange Zeit leben.

Steinablagerungen in der Prostata

Steine in der Prostata entstehen meist im Verlauf einer chronischen Entzündung der Drüse. Gleichzeitig liegt oft eine chronische Infektion der Harnwege vor. Sie bilden sich zum Teil aus abgestoßenen Zellen der Prostata, an die sich Kalk anlagert, teils aus eingedickte und verkalkendem Eiweiß der Drüse. In der Regel kommen immer mehrere stecknadelkopf- bis erbsengroße Steinchen in der Drüse vor.

Ursachen

Größe

Die Symptomatik ähnelt der bei einer Prostatitis, die Beschwerden treten aber meist deutlich verstärkt auf. Insbesondere leiden die Patienten an folgenden Krankheitszeichen:

Symptome

- Ständiger Harndrang mit häufiger Entleerung kleiner Harnmengen.
- Störungen der Harnentleerung, die nicht gleich in Gang kommt, abgeschwächt ist und von Brennen begleitet wird.
- Schmerzen in der Blase, teilweise auch in der Dammgegend, in den Hoden und im Penis; diese Schmerzen können in die Leistenregion, in die Oberschenkel und ins Kreuz ausstrahlen.
- Schmerzhafte Mißempfindungen nach dem Samenerguß, die zu sexuellen Störungen als psychischer Reaktion führen können.

Röntgenuntersuchung

Allein aus diesem Symptomenbild läßt sich das Steinleiden aber noch nicht sicher diagnostizieren. Dazu muß eine Röntgenuntersuchung durchgeführt werden, bei der man die kleinen Steinchen in der Drüse erkennt.

Komplikation

Als Komplikation kann es bei Prostatasteinen zum eitrigen Abszeß der Drüse kommen, der bereits bei der akuten Prostatitis beschrieben wurde. Manchmal besteht ein Abszeß bereits, in der von ihm gebildeten Höhle entwickeln sich dann die Steine.

Behandlung

Zur Behandlung verordnet der Arzt zunächst krampflösende und schmerzstillende Medikamente, bei Entzündungen und Abszessen auch Antibiotika. Oft läßt sich aber eine chirurgische Entfernung der Prostata nicht umgehen, weil die Steinchen medikamentös nicht aufgelöst werden können.

Register

W

Z

Bücher für positive Lebensgestaltung

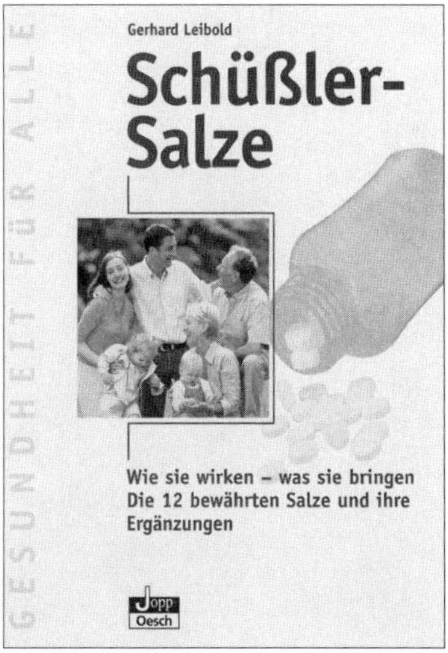

Gerhard Leibold

Schüßler-Salze

Wie sie wirken –
was sie bringen
Die 12 bewährten Salze
und ihre Ergänzungen

2. Auflage
143 Seiten, zweifarbig,
ISBN 3-0350-5036-8

Ähnliches kann mit Ähnlichem geheilt werden – das ist seit der Antike bekannt. Ebenso wirkt auch Dr. Schüßlers Biochemie: Seine Salze räumen in unserem Mineralhaushalt gehörig auf und ermöglichen so trotz (oder dank) ihrer begrenzten Anzahl von Wirkstoffen schnell einsetzende Erfolge. Eine hochwillkommene, einfache Therapieform, die Körper und Geist wieder ins Gleichgewicht bringt.

Jopp Verlag bei Oesch
Jungholzstraße 28, CH-8050 Zürich
Telefax 0041/44 305 70 66
E-Mail: info@oeschverlag.ch
www.joppverlag.ch

Bitte verlangen Sie unser aktuelles Verlagsprogramm
direkt beim Verlag
Alle Bücher von Jopp/Oesch erhalten Sie in
Ihrer Buchhandlung